Tinnitus natürlich heilen

BRIGITTE HAMANN

TINNITUS NATÜRLICH HEILEN

KOPP VERLAG

1. Auflage November 2011
2. Auflage März 2012
3. Auflage als Sonderausgabe November 2015
4. Auflage als Sonderausgabe November 2017
5. Auflage als Sonderausgabe Dezember 2020
6. Auflage als Sonderausgabe Mai 2023
7. Auflage als Sonderausgabe November 2025

Umschlaggestaltung: Monika Dreja
Satz und Layout: opus verum, München

ISBN: 978-3-86445-264-2

FSC
www.fsc.org
MIX
Papier | Fördert gute Waldnutzung
FSC® C014496

Bildnachweis:
OOZ, Fotolia (31); Anita Potter, Fotolia (78); Marika, Pixelio.de (143 l);
Dan Race, Fotolia (143 r).

Die veröffentlichten Ratschläge wurden mit größter Sorgfalt von Verfassern und Verlag erarbeitet und geprüft. Eine Garantie kann jedoch nicht übernommen werden. Ebenso ist eine Haftung der Verfasser bzw. des Verlages und seiner Beauftragten für Personen-, Sach- oder Vermögensschäden ausgeschlossen. Jeder Benutzer ist zur sorgfältigen Prüfung der durchzuführenden Medikation verpflichtet. Jede Dosierung oder Applikation erfolgt auf eigene Gefahr.

Gerne senden wir Ihnen unser Verlagsverzeichnis.
Kopp Verlag
Bertha-Benz-Straße 10
D-72108 Rottenburg a.N.
E-Mail: info@kopp-verlag.de
Tel.: +49 7472 9806-10
Fax: +49 7472 9806-11

Unser Buchprogramm finden Sie auch im Internet unter:
www.kopp-verlag.de

Inhalt

Ein paar Worte zuvor

»Die Zukunft hängt von dem ab, was wir heute tun.«
Mahatma Gandhi

Mit diesem Buch möchte ich Ihnen Mut machen. Es soll Sie dabei unterstützen, einen Überblick über die Behandlungsmöglichkeiten bei Tinnitus zu bekommen und die richtigen auszuwählen. Nicht jede Therapie ist für jeden Menschen richtig. Was dem einen geholfen hat, kann sich beim anderen als wirkungslos erweisen. Auch Erfolgszeiträume sollten nicht auf die Art verglichen werden, dass sie zum Maßstab werden und Erfolgsdruck auslösen. Ihr Verbesserungs- oder Heilungsweg kann länger oder kürzer sein, die Geräusche können verschwinden oder ab und zu wiederkommen. Tinnitus verlangt eine liebevolle Zuwendung zu sich selbst und die Geduld, eine Therapie, für die man sich entschieden hat, nicht frustriert nach kurzer Zeit über Bord zu werfen.

Eine sinnvolle Tinnitus-Therapie sollte auf mehreren Säulen stehen. Kombinieren Sie entspannende Methoden oder solche, die helfen, den Ohrgeräuschen weniger Aufmerksamkeit zu schenken, mit einer geeigneten Ernährung, eventuell mit einem Nahrungsergänzungsmittel und anderen Wegen. Angesichts der Vielzahl von Behandlungsmethoden werden Sie sich fragen, welche denn nun die richtige für Sie ist.

Tinnitus betrifft in besonderem Maße Ihr seelisches Wohlbefinden und damit Ihre Gefühle. Suchen Sie sich deshalb die Wege aus, die Ihrem Gefühl und Ihren Bedürfnissen am besten entsprechen. Vielleicht haben Sie schon einmal Qigong geübt, und es hat Ihnen Freude gemacht. Machen Sie mehr davon und regelmäßig. Wenn Sie gute Erfahrungen mit Hildegard-Medizin gemacht haben, probieren Sie aus, was sie Ihnen empfiehlt. Stellen Sie sich ein Programm aus den alternativen Methoden und Mitteln zusammen, die Ihnen am meisten zusagen. Denken Sie dabei daran, dass weniger oft mehr ist. Bleiben Sie lieber länger und konsequent bei nur einem Weg beziehungsweise einer Kombination, als sich durch ein ausuferndes Potpourri noch mehr unter Stress zu setzen.

Medizinische Behandlungen gehören in die Hand eines Arztes oder Heilpraktikers. Auch homöopathische Mittel sollten Sie abklären, nicht zuletzt wegen der für Sie optimalen Potenz. Tinnitus hat jedoch immer eine psychosomatische Komponente, auch dann, wenn Fehlstellungen der Wirbelsäule oder des Kiefers der Auslöser sind. Jedem körperlichen Merkmal entspricht ein psychischer Hintergrund, der sich in diesem Merkmal ausdrückt. Offensichtlich ist dies bei erworbenen Fehlstellungen, denn hier stellt sich die Frage, warum sie erworben wurden, warum man in eine Fehlhaltung ging, ganz von selbst. Dauerlärm, Nebenwirkungen von Medikamenten und so weiter scheinen zwar auf den ersten Blick nichts mit der Psyche zu tun zu haben, sondern eine äußere Einwirkung zu sein. Zweifellos ist Tinnitus nicht die einzige mögliche Reaktion auf Dauerlärm – es könnten auch Magen- oder Darmbeschwerden, Kopfschmerzen oder Hautprobleme sein. Weshalb Tinnitus? Machen Sie sich deshalb immer auch auf die Suche nach den seelischen Ursachen Ihrer Symptome. Finden Sie heraus, was Ihre verspannten Schultern, eine Kieferfehlstellung oder eine Kreislauferkrankung über Sie und Ihre innere Wirklichkeit aussagen. Finden Sie heraus, was Ihnen wirklich fehlt.

Wie Sie in diesem Buch feststellen werden, sind Behandlungsmethoden wie Infusionen oder die hyperbare Sauerstofftherapie allgemein üblich, obwohl ihre Wirksamkeit wissenschaftlich in keiner Weise belegt ist, die teilweise gravierenden Nebenwirkungen jedoch schon. Andererseits wird einigen alternativen Methoden nicht nur die Anerkennung verweigert, sie werden sogar in der offiziellen Literatur negativ bewertet, weil der wissenschaftliche Nachweis fehlt. Dazu gehört zum Beispiel die Biomentale Therapie von Dr. Greuel.

Interessant ist auch, dass es für die meisten neueren, durch wissenschaftliche Studien bestätigten Erkenntnisse und die sich daraus ergebenden Behandlungsstrategien, besonders im Bereich der Musik- und Klangtherapie, Vorläufer gab, die schon früh in diese Richtung dachten. Aufgrund fehlender finanzieller Möglichkeiten waren entsprechende Studien nicht möglich. Fördergelder, die meist von Pharmakonzernen kommen, standen und stehen für diese Vordenker nicht zur Verfügung.

Ausführlich werden Heilsysteme aus anderen Kulturräumen wie die Traditionelle Chinesische Medizin (TCM), der Ayurveda und die Tibetische Medizin vorgestellt. Das soll nicht bedeuten, dass diese Systeme die westliche Medizin ersetzen können oder sollen. Östliche und westliche Systeme unterscheiden sich grundlegend in ihrer Herangehensweise und können einander sinnvoll ergänzen. Wenn Sie chronischen Tinnitus haben, lohnt es sich, einen genügend langen Versuch mit einer dieser Heilweisen zu machen, die schon vielen Betroffenen Linderung oder Heilung gebracht haben.

Zu Tinnitus wird viel geforscht. Die Ergebnisse sind bisher wenig zufriedenstellend, und die Lehrmeinungen weichen zum Teil stark voneinander ab. Tun Sie selbst, was Sie tun können: Informieren Sie sich, wählen Sie Therapieformen aus, die Ihnen liegen, und wenden Sie sie an. Verändern Sie Ihre Lebensgewohnheiten. Ohne Ihre innere Einstellung, Ihre Bereitschaft, Zeit und Geduld einzusetzen, etwas auszuprobieren und sich von einem anfänglichen Mangel an Erfolg, der immer möglich ist, nicht entmutigen zu lassen, wird sich kein Erfolg einstellen.

Auf diese Weise sind Sie langfristig vermutlich selbst Ihr bester Arzt. Trotzdem lohnt es sich, die Neuentwicklungen auf dem Gebiet der Tinnitus-Forschung zu verfolgen, wie zum Beispiel die Musiktherapie von Christo Pantev oder die Entwicklung von Cochlea-Implantaten der Firma Neurelec, die Sie unter anderem in diesem Buch beschrieben finden. Beeindruckende Ergebnisse kommen auch von altbewährten Methoden wie der Traditionellen Chinesischen Medizin.

Tinnitus – Alarm im Ohr

Die Fakten zu einer Volkskrankheit

»Vor etwa zwölf Monaten bemerkte ich Geräusche in meinem linken Ohr. Es sind unterschiedliche Töne. Ich höre ein zischendes Geräusch, als ob Dampf entweicht, in das sich ein beunruhigendes, dumpfes Geräusch mischt, etwa so als würde Wasser mit großer Geschwindigkeit durch Rohre fließen. Zuerst kamen und gingen die Geräusche. Es schien keinerlei Erklärung dafür zu geben, warum sie sich veränderten. Ich fühlte mich so erleichtert, wenn ich sie nicht hörte. Es gab Tage, sogar Wochen ohne jeden Lärm im Ohr. Ich dachte sogar schon, ich hätte ihn mir nur eingebildet. Dann wachte ich eines Tages auf, und die Geräusche waren wieder da. Nach etwa acht Monaten wurden sie konstanter. Das erschreckte mich zutiefst. Ich überlegte, was zum Teufel das zu bedeuten hatte! Mein erster Gedanke war, dass der Lärm ein Zeichen für ein körperliches Leiden sein musste – und zwar ein ernsthaftes. Alles, was ich denken konnte, war: Was ist das nur? Was bedeutet das? Wird es jemals wieder weggehen?«

Haben Sie etwas Ähnliches erlebt? Oder kennen Sie jemanden, der Ihnen davon erzählt hat? Fast jeder Mensch hört ab und zu Geräusche. Im Volksmund spricht man von Ohrensausen. Vor allem in Stresssituationen kann es zu einem kurzzeitigen Pfeifen, Klingeln oder Rauschen kommen, das jedoch so schnell wieder vergeht, wie es gekommen ist.

Für eine wachsende Zahl von Menschen ist das anders. In ihren Ohren pfeift, klingelt, rauscht, summt, pocht oder zischt es dauerhaft, wobei die Intensität und Lautstärke variieren und von jedem anders und mehr oder weniger belastend wahrgenommen werden. Am häufigsten ist ein hoher Pfeifton, manchmal klingt es, als würde ein Zug vorbeifahren, oder es hämmert sogar in den Ohren. Es können auch mehrere Geräusche gleichzeitig auftreten. Der medizinische Fachausdruck »Tinnitus« ist von dem lateinischen Wort *tinnire* abgeleitet, das »klingeln« oder »wie eine Glocke klingen« bedeutet.

Die meisten Tinnitus-Patienten leiden unter dem sogenannten **subjektiven Tinnitus**, bei dem in der Hörbahn Nervenimpulse entstehen, die normalerweise von äußeren Schallquellen ausgelöst werden. Die so erzeugten Geräusche im Kopf oder in den Ohren haben eines gemeinsam: Nur die Betroffenen hören sie, denn in der Umgebung gibt es kein vergleichbares Geräusch, das auch andere Menschen wahrnehmen könnten. Für viele ist das eine zusätzliche Belastung, denn andere können nur begrenzt verstehen, was der von Tinnitus geplagte Mensch erlebt. Mit neueren Untersuchungsmethoden wie der Positronen-Emissions-Tomografie (PET) ist es inzwischen jedoch möglich, Aktivitäten auf der Großhirnrinde nachzuweisen, die charakteristisch für Tinnitus sind.

Im Gegensatz dazu können bei **objektivem Tinnitus** auch andere die Ohrgeräusche hören, zum Beispiel mithilfe eines Stethoskops. Nur bei etwa einem Prozent der Tinnitus-Fälle wird ein objektiver Tinnitus festgestellt, bei dem der Arzt ein pulsartiges Geräusch hören und messen kann, das meist von einer Gefäßerkrankung ausgeht. Auch andere körperliche Veränderungen in der Nähe des Innenohrs, zum Beispiel in den Muskeln, können hörbare Geräusche hervorrufen.

Tinnitus ist kein Phänomen unserer Zeit. Bereits Schriften aus Babylon und Indien, die um 1500 v. Chr. verfasst wurden, berichten von unangenehmen Geräuschen im Ohr. Inzwischen betrifft Tinnitus sehr viele Menschen. Stress und Lärmbelastung, Hektik und Erfolgsdruck, aber auch Stress erzeugende Lebensgewohnheiten überfordern immer mehr Menschen und führen zu unterschiedlichen psychosomatischen Reaktionen, vor allem in Ballungsgebieten und Städten. Man schätzt, dass weltweit rund 440 Millionen Menschen von Tinnitus betroffen sind. In Deutschland sind es rund drei Millionen, in Österreich etwa 800 000 und in den USA über 40 Millionen. Die größere Zahl der Betroffenen kommt mit den Ohrgeräuschen relativ gut aus. Viele fühlen sich jedoch im Alltag eingeschränkt und leiden unter Schlafstörungen. Etwa 250 000 Menschen allein in Deutschland empfinden die Geräusche als chronische Belastung. Einige werden so sehr davon gequält, dass Sie an Selbstmord denken. Wie gut ein Mensch mit chronischem Tinnitus leben kann, hängt weniger von der Lautstärke oder der Art des Geräusches ab als von seelischen Faktoren, die es leichter oder schwieriger machen, mit ihm zu leben.

Schwerhörigkeit und Tinnitus gehen oft Hand in Hand. Nach den Angaben der Deutschen Tinnitus-Liga (DTK) leiden rund 80 Prozent der Schwerhörigen auch unter Ohrgeräuschen. Tinnitus bringt

Jeder Mensch hört irgendwann in seinem Leben Ohrgeräusche, ohne dass es sich um den im Gehirn erlernten Prozess des Tinnitus handelt. Nach dem Motto »Wer sucht, der findet« machten Morris F. Heller und Moe Bergman 1953 ein einfaches, aber wirkungsvolles Experiment. Es zeigte, dass fast jeder Mensch unter geeigneten Bedingungen Ohrgeräusche wahrnimmt, vor allem wenn in der Umwelt kaum Geräusche vorhanden sind und wenn er sich auf das Hören konzentriert, da unser Körper viele Geräusche produziert, die unser Hörfilter normalerweise unterdrückt. Dazu gehört die elektrische Aktivität in den Körperzellen.

Das Heller/Bergman-Experiment: 80 Personen, die keinen Tinnitus hatten, hielten sich fünf Minuten lang in einem schallisolierten Raum auf. Sie sollten jedes Geräusch aufschreiben, das sie hörten. Die Versuchspersonen glaubten, sie würden einen Hörtest machen, tatsächlich aber herrschte fünf Minuten lang völlige Stille. Das erstaunliche Ergebnis war, dass 93 Prozent der Teilnehmer nach etwa zwei bis drei Minuten über Geräusche berichteten: ein Summen, Pulsieren, Pfeifen oder andere Töne, die denen von Tinnitus-Betroffenen ähnelten.

jedoch nicht zwingend einen Hörverlust mit sich. Das Gehör kann trotz der Geräusche sogar sehr gut sein.

Aus wissenschaftlicher Sicht sind die Ohrgeräusche keine Krankheit, sondern ein Symptom, das auf eine seelische oder körperliche Ursache hinweist. Die Deutsche Tinnitus-Liga e.V. (DTL) erklärt dazu: »Tinnitus ist ein Symptom, vergleichbar dem Schmerz. Tinnitus ist immer auch ein Warnsignal, dass wir uns übernommen haben, im körperlichen oder seelischen Bereich. Nicht das Symptom Tinnitus muss vordringlich behandelt werden, sondern die Ursachen. Deswegen ist die Diagnostik sehr wichtig.« Für viele Betroffenen ist es wichtig zu wissen, dass Tinnitus keine psychische Erkrankung ist, da die Isolation, die entsteht, wenn andere nicht hören, was man selbst hört, dazu führen kann, sich als »nicht normal« zu erleben.

Inzwischen gibt es eine lange Liste von möglichen Ursachen, die auch in diesem Buch besprochen werden. Die Meinungen darüber, was Tinnitus wirklich auslöst und was ihn chronisch werden lässt, gehen allerdings auseinander. Sicher ist inzwischen, dass bestimmte Gehirnareale überaktiv sind. Meist werden keine organischen Ursachen gefunden. Wenn man über das Phänomen Ohrgeräusche nachdenkt, ist das nicht erstaunlich. Nicht umsonst sprechen wir davon, dass unter bestimmten Bedingungen »Alarmglocken in uns schrillen«. In den meisten Fällen dürften seelische Gründe wie Überforderung, Reizüberflutung, Ohnmachtsgefühle oder unausgelebte Aggressionen die auslösenden Faktoren sein. Aus psychosomatischer Sicht kann Tinnitus ein Alarmsignal sein, das auf einen Zustand aufmerksam macht, der anders keinen Ausdruck findet, aber auch eine Abschirmung dagegen, etwas hören zu müssen, was den Betreffenden noch schlimmer zu sein scheint als die Geräuschbelastung, oder eine Form von Autoaggression, bei der Schuldgefühle eine zentrale Rolle spielen.

Der HNO-Arzt und Allergologe Michael Zimmer kennt Tinnitus sowohl aus der Sicht des Arztes als auch aus eigenem Erleben. In seinem Buch *Tinnitus – Leiden als Chance* beschreibt er einen über die medizinische oder musiktherapeutische Behandlung hinausgehenden Weg, um mit den Ohrgeräuschen umzugehen. Tinnitus sieht er als die Folge einer permanenten seelischen Anspannung, die sich lösen kann, wenn die Betroffenen sich mit der eigenen Biografie und Persönlichkeitsentwicklung beschäftigen. Durch diese innere Veränderung können auch die Ohrgeräusche wieder verschwinden. Treten sie zu bestimmten Zeiten wieder auf, sollen sie als hilfreiches Signal und Korrektiv aufgenommen werden, nicht aber als Feind.

»Das Insekt im Ohr«

> *»Da ist ein Insekt in deinem Ohr. Wenn du kratzt, verschwindet es nicht.*
> *Es wird jucken und brennen und stechen, und du wirst sehen, was das Kratzen bringt … «*
> *Bono*

Tinnitus betrifft Menschen aller Altersklassen und Berufsgruppen. Bono ist einer von vielen Prominenten, die Tinnitus haben. In seinem Lied *Staring At The Sun* berichtet der Sänger der Rockband *U2*, wie es ihm damit geht. Seinen Künstlernamen leitete er von dem Namen des Ladens *Bonavox Hearing Aid* in Dublin ab, wo er sein Hörgerät kaufte.

Laute Musik löste bei dem Sänger Neil Young Tinnitus aus, was ihn veranlasste, zu akustischer Musik (»unplugged«) überzugehen. Auch der Fusion- und Jazz-Gitarrist Al Di Meola gab die elektrische Gitarre aus diesem Grund auf. Bei Eric Clapton, George Harrison und Sting war ebenfalls laute Musik die Ursache. Und der Sänger und

Schlagzeuger Phil Collins hat nicht nur einen starken Tinnitus, sondern ist auch auf einem Ohr taub.

Der britische Discjockey, Schauspieler und TV-Star Jimmy Savile erklärte zu seinen Ohrgeräuschen: »Sie stören mich nicht im Geringsten. Sie erinnern mich an all die Mädels, die ich gekannt habe, und an all die Discos. Ich habe mir es mit diesem Freund ganz gemütlich gemacht.« Ganz anders erging es William Shatner, vielen bekannt als Captain Kirk. Mitte der 1960er bekam er Tinnitus durch eine laute Explosion am Filmset während der Dreharbeiten zu *Star Trek*. Die Ohrgeräusche seien einer der Gründe für das Scheitern seiner zweiten Ehe gewesen und hätten ihn sogar dazu veranlasst, an Selbstmord zu denken, erklärte Shatner.

Auch die Rockmusiker Ozzy Osbourne und Moby sowie die Schauspieler Sylvester Stallone und Keanu Reeves leben mit Tinnitus. Bei der politisch engagierten Sängerin und Schauspielerin Barbra Streisand fingen die Ohrgeräusche schon mit sieben Jahren an, was sie als Grund für ihr aufbrausendes Temperament sieht. Der britischen Zeitung *The Independent* erklärte sie, ihr sei manchmal schwindlig, und sie würde sogar nachts von den Geräuschen aufwachen. Sie weigert sich jedoch, ein Hörgerät zu tragen. Lieber übertönt sie den Tinnitus mit Musik und anderen Geräuschen. Auch die Schauspielerin Elke Winkens leidet seit einem Trommelfellriss an einem »Brummen im Ohr«.

Viele Prominente aus anderen Berufen leben ebenfalls mit Ohrgeräuschen. Zu ihnen zählte der ehemalige amerikanische Präsident und Schauspieler Ronald Reagan. Bereits in seiner Jugend hatte Reagan Hörprobleme und Tinnitus. In späteren Jahren benötigte er ein Hörgerät. Auch der frühere US-Präsident Bill Clinton musste akzeptieren, dass er ein Hörgerät brauchte – vielleicht als Folge seiner aktiven Teilnahme an einer Blasmusikkapelle. Schon in seiner Zeit als Gouverneur von Arkansas hatte er einen Hörverlust bei einem Gesundheitscheck erwähnt. Doch erst 1997, in seiner zweiten Legislaturperiode im Weißen Haus, war er bereit, sich behandeln zu lassen. Zu den ehemaligen US-Präsidenten mit Tinnitus zählt auch der legendäre Dwight D. Eisenhower.

Die Liste Prominenter mit Ohrgeräuschen geht in der Geschichte weit zurück. Schon der römische Kaiser Titus erklärte, »ein Wurm bohre und brumme in seinem Kopf«. Berühmte Komponisten wie Friedrich Smetana, Ludwig van Beethoven und Engelbert Humperdinck litten darunter, ebenso wie Martin Luther. Der spanische Maler Francisco de Goya erlitt nach einer schweren Krankheit einen Hörverlust mit Ohrgeräuschen, und der Maler Vincent van Gogh soll unter Morbus Menière gelitten haben. Man nimmt an, dass er sich deswegen ein Ohr abschnitt, wie auf seinem berühmten Selbstbildnis zu sehen ist. Auch der Komponist Robert Schumann hatte Tinnitus. Er beschrieb ihn als Musik, die »ihm Engel vorsangen«. Der britische Naturwissenschaftler Charles Darwin wurde durch seine Evolutionstheorie bekannt – und führte Aufzeichnungen über die Intensität und Häufigkeit seiner Ohrgeräusche.

Noch viel mehr bekannte Namen ließen sich aufzählen. All diese Menschen zeigen, dass es auch mit Ohrgeräuschen in unterschiedlichen Stadien möglich ist, etwas aus seinem Leben zu machen.

Chronischer Tinnitus und Heilungschancen

Aus medizinischer Sicht besteht ein chronischer Tinnitus, wenn die Ohrgeräusche seit einem Jahr oder länger bestehen. Bis zu drei Monaten wird noch von einem akuten Tinnitus gesprochen, im Zeitraum von vier bis zwölf Monaten von einem subakuten Tinnitus. Diese Unterscheidung wird für die Planung der ärztlichen Behandlung herangezogen. Die beste Prognose stellen Ärzte für den akuten Tinnitus. Aus diesem Grund wirkt die Diagnose »chronischer Tinnitus« auf den ersten Blick erschreckend. Viele Dinge, die von außen an uns herangetragen werden, könnten uns aus der Bahn werfen, wenn wir sie ungefiltert übernehmen. Genau genommen besagt diese Diagnose jedoch nur, dass ein Mensch andauernde Ohrgeräusche hat. Es muss kein Leiden und keine Krankheit daraus werden. Mit entsprechenden Methoden kann man lernen, mit den Geräuschen zu leben, ohne dass sie zur lähmenden Belastung werden, oder, wie zahlreiche Fälle zeigen, zu erreichen, dass sie sich vollständig oder fast vollständig verlieren. Dennoch: Je früher ein Tinnitus behandelt wird, desto größer sind die Aussichten auf einen baldigen Erfolg.

»Wehre den Anfängen! Zu spät wird die Medizin bereitet, wenn die Übel durch langes Zögern erstarkt sind« – diese Empfehlung gab der römische Dichter Ovid in seiner Schrift *Heilmittel gegen die Liebe.* Sein Rat ist zu einem geflügelten Wort geworden, das wir nicht nur in Liebesdingen bedenken sollten. So gilt er auch in vielen Fällen für den Umgang mit Symptomen und Erkrankungen, wobei manche durchaus erst nach längerer oder langer Zeit geheilt werden können. Wodurch Tinnitus auch immer ausgelöst wurde, er ist ein Warnzeichen, das ernst genommen und frühzeitig behandelt werden muss. Ein Pfeifen, Klingeln, Sausen oder Rauschen im Ohr, das nach zwei bis drei Tagen nicht abklingt, sollte von einem HNO-Arzt untersucht werden, ein Hörsturz, bei dem Taubheit dazu kommt, sofort. Je schneller der Tinnitus behandelt wird, desto größer sind nach aktuellem Kenntnisstand die Aussichten auf Heilung. Denn unabhängig davon, wo die Geräusche ursprünglich herkommen, speichert das Gehirn sie nach einiger Zeit ab. Der Tinnitus verselbstständigt sich, er braucht keinen konkreten Auslöser mehr. Deshalb gilt Tinnitus, der nicht innerhalb von drei Monaten erfolgreich mit den entsprechenden Maßnahmen (Infusionen, durchblutungsfördernden Mitteln oder der hyperbaren Sauerstofftherapie) behandelt werden konnte, aus schulmedizinischer Sicht als chronisch und unheilbar. Dann bleibt nur »Schadensbegrenzung«: sich an den Tinnitus gewöhnen, ihn managen lernen, am besten weghören (zum Beispiel mit Hilfe der Tinnitus-Retraining-Therapie).

Geben Sie niemals auf

»Es gibt mehr Leute, die kapitulieren, als solche, die scheitern.«
Henry Ford

Ein solches Eingeständnis – oder besser die Überzeugung, dass es keinen Weg mehr aus dem Tinnitus gäbe – macht erst eine unumstößliche Tatsache daraus und bedeutet aufzugeben. Manche Wege dauern länger und führen über allerlei Umwege. Aber es gibt »mehr zwischen Himmel und Erde, als eure Schulweisheit sich träumen lässt«, wie William Shakespeare sagte. Spätestens wenn die Schulmedizin am Ende ist, beginnt der eigene Weg mit dem eigenen Körper. Er braucht Zeit, liebevolle Zuwendung, Geduld und die Bereitschaft, das eine oder andere lange genug auszuprobieren und eventuelle Fehlerquellen zu suchen, wenn etwas nicht funktioniert hat. Außer bei Spontanheilungen, die Sie nicht bewusst beeinflussen können, gibt es kein perfektes und für jeden geeignetes Tinnitus-Mittel. Wäre das so, gäbe es keinen Tinnitus mehr in der Welt. Die vielen Betroffenen würden vielleicht eine »Pille« danach schlucken oder sich alle auf eine Therapieform stürzen.

Die ersten medizinischen Maßnahmen sind ein Versuch, vor allem im Akutfall zu helfen. Alles Weitere bleibt dem Einzelnen überlassen, der sich fachkundig beraten, letztlich aber selbst entscheiden muss, welchen persönlichen »Tinnitus-Plan« er aufstellen und ihm folgen möchte.

Auch in den drei bis sechs Monaten, nachdem die Geräusche aufgetreten sind – und später –, ist meist noch alles offen. Mit der Zeit wird es zwar weniger wahrscheinlich, dass die Töne wieder dauerhaft verschwinden, es ist aber nicht aussichtslos. Der Grund für die größere Hartnäckigkeit der Geräusche liegt darin, dass sich das Lärmphänomen in bestimmten Hirnarealen einprägt. Dieser Umstand ist kein Grund, mutlos zu werden. Geben Sie die Hoffnung niemals auf, wieder geräuschfrei zu werden. Es gibt sehr viele Beispiele für Heilungserfolge oder zumindest eine entscheidende Verbesserung bei Menschen, denen Ärzte keine Chance gaben. Damit sind nicht nur sogenannte Wunderheilungen gemeint wie im Fall von Édith Piaf, die als Kind an einem unheilbaren Augenleiden litt, das zur Erblindung führen sollte. Nach einer Wallfahrt zur heiligen Thérèse von Lisieux, die sie mit ihrer Großmutter unternahm, begannen Édiths Augen zu gesunden. Ob Édiths fester Glaube an eine Hilfe oder die heilige Thérèse selbst diese Wandlung herbeiführte, ist letztlich nicht von Bedeutung. Sicher ist, dass ohne Glauben an die Möglichkeit, gesund werden zu können, keine Heilung stattfinden kann. Auch der Schauspieler Christopher Reeve, der nach einem Sturz vom Pferd querschnittsgelähmt war und nicht mehr ohne Hilfe atmen konnte, erzielte Ergebnisse, die die Ärzte für unmöglich hielten. Sein erklärtes Ziel, wieder laufen zu können, konnte er zwar nicht verwirklichen, aber seine Geschichte ist ein besonderes Beispiel dafür, was möglich ist, wenn ein Mensch an sich glaubt und den festen Willen hat, alles zu unternehmen, auch wenn es kaum oder keine Aussichten zu haben scheint. Bei Tinnitus gibt es übrigens zumindest in der ersten Zeit immer wieder Spontanheilungen.

Vielleicht verlieren sich die Ohrgeräusche nicht vollständig. Viele Menschen, die starke Ohrgeräusche erlebten, zum Beispiel nach einem Hörsturz, berichten jedoch, dass sie nach einiger Zeit wesentlich weniger laut und störend wurden. Dazu trägt auch die Tatsache bei, dass die Wahrnehmung des Tinnitus subjektiv ist. Je stärker die Abwehr und Angst, desto höher die Stressbelastung und desto intensiver der Geräuschpegel. Eine große Zahl von Menschen hat gelernt, die Ohrgeräusche zu akzeptieren und ihre Aufmerksamkeit anderen Dingen zuzuwenden. Sie treten dann in den Hintergrund und werden oft erst wieder bewusst, wenn Ruhe und Stille einkehren. Die beste Strategie bei dauerhaftem Tinnitus ist, ihn anzunehmen und ein persönliches »Tinnitus-Management« zu entwickeln, für das Sie in diesem Buch Vorschläge finden.

Das Tao des Tinnitus – ein Erfahrungsbericht

»Es gibt nichts Gutes, außer: Man tut es.«
Erich Kästner

In seinem Artikel »The Tao of Tinnitus« berichtet Michael Graeme, der Betreiber und Autor der englischen *Rivendale Review Website,* von seinem Tinnitus und wie er ihn mit einer Mischung aus Akupunktur, Qigong und Tai-Chi heilte. Die im Internet weit verbreitete Meinung, Tinnitus sei so gut wie nie heilbar, wollte er keinesfalls teilen. Besonders ärgerlich fand er andererseits die angepriesenen »Wunderkuren«. Als sein Tinnitus im Frühling 2006 begann – ein Geräusch, als ob Luft aus einem undichten Rohr entweichen würde –, ging er zunächst zu einem HNO-Arzt, der ein Wachsstück in seinem linken, vom Tinnitus betroffenen Ohr fand und entfernte. Die Geräusche blieben. Der Arzt empfahl ihm, sich an die Geräusche zu gewöhnen. Er meinte, Michael Graeme sei wohl bei zu vielen Rockkonzerten gewesen. Das stimmte nicht, und auch die Geräuschkulisse in dem Labor, in dem Graeme täglich arbeitete, stufte er nicht als so unangenehm laut ein, dass sie der Auslöser gewesen sein konnte.

Graeme entwickelte ein System, mit dem er täglich in drei Graden beurteilen konnte, wie stark er den Tinnitus am Vortag wahrgenommen hatte. Einmal im Monat sah er sich die durchschnittliche Entwicklung an und stellte fest, dass die Stärke des Tinnitus ziemlich stabil blieb. Obwohl manche Spezialisten die Ansicht vertreten, ein Tinnitus-Tagebuch zu führen, sei keine gute Idee, weil es zu einer Konzentration auf das Problem führt, waren die Aufzeichnungen für Graeme hilfreich, um schnell feststellen zu können, wie gut oder schlecht der vorherige Tag gewesen war. Nach dieser Feststellung schloss er das Buch und begann seinen Tag. Später war er froh, das Buch geführt zu haben, denn als die Ohrgeräusche besser wurden, konnte er die Ergebnisse schwarz auf weiß sehen und fühlte sich darin bestärkt, den eingeschlagenen Weg fortzusetzen. 18 Monate später – zu dem Zeitpunkt, an dem er seinen Bericht verfasste – hatte sich sein Tinnitus gemäß seiner Aufzeichnungen von 55 bis 60 Prozent auf etwa 35 Prozent verringert. Das bedeutete, dass sein Leben aus mehr Tagen bestand, die er als gut einstufte.

Er suchte einen Spezialisten für Traditionelle Chinesische Medizin (TCM) auf und begann eine Behandlung. Die Sitzungen liefen meist in der gleichen Form ab: eine kurze Prüfung der Zunge und der Pulsfrequenz, 20 Minuten Akupunktur, 20 Minuten Rücken- und Halsmassage. Danach bekam er bestimmte Kräuter und ging nach Hause. Einige Male wurde er mit Ohrkerzen behandelt, was er entspannend fand, ohne sagen zu können, ob der Tinnitus dadurch beeinflusst wurde. Sieben Monate machte er diese Behandlung. Sie kostete 700 Britische Pfund. Zum damaligen Wechselkurs waren das über 1000 Euro – etwa der Preis eines Urlaubs oder eines guten Computers, meint Graeme. Für ihn war das keine Kleinigkeit, aber es war wichtiger als alles andere. Denn die Frage war: Hat es geholfen? Und seine Antwort: Ja! Nach seinen Aufzeichnungen verbesserten sich die Ohrgeräusche sofort, wenn auch nur geringfügig. In den folgenden Monaten zeigte sich eine stetige Verbesserung. Die Wirkung auf den Tinnitus war aber nicht die einzige Veränderung, die Michael Graeme wahrnahm. Im Sommer 2007 fühlte er sich unglaublich energievoll und zehn Jahre jünger. Zusätzlich zu den TCM-Behandlungen hatte Graeme einmal wöchentlich Tai-Chi- und Qigong-Kurse besucht und täglich zu Hause geübt.

Hier sind Michael Graemes Ratschläge für Tinnitus-Betroffene:

1. **Suchen Sie** zuerst einen HNO-Arzt auf und lassen Sie eventuelle körperliche Probleme abklären.
2. **Alternativ können Sie** zu einem TCM-Spezialisten gehen, um seine Diagnose zu erfahren und nach Kräutern, Massage und Akupunktur fragen – oder was immer er Ihnen empfiehlt, um Ihr System wieder zu harmonisieren. Fragen Sie, wie lange die Behandlung etwa dauern wird, dann wissen Sie, worauf Sie sich einstellen sollten.
3. **Überlegen Sie,** ob Sie gleichzeitig Tai-Chi und/oder das Acht-Brokate-Qigong machen wollen (die Übungen zum Acht-Brokate-Qigong finden Sie zum Beispiel auf der Homepage http://innere-kraft-64.de/acht_brokate.htm und in verschiedenen Büchern).
4. **Notieren Sie sich** die Stärke Ihres Tinnitus, sodass Sie vergleichen können, wie Ihre Fortschritte sind.
5. **Erinnern Sie sich daran,** dass Sie nicht an Tinnitus leiden – er ist nur ein Symptom. Wenn Sie, was wahrscheinlich ist, an Erschöpfung und Überlastung leiden, stellen Sie sicher, dass Sie genügend schlafen – mindestens acht Stunden und mehr, wenn möglich.
6. **Trinken Sie spät nachts nicht viel,** gleich ob Alkohol oder etwas anderes. Vermeiden Sie, nachts aufstehen und zur Toilette gehen zu müssen. Das stört Ihren Schlaf.

Zum Schluss erklärt Michael Graeme: »Tinnitus ist ein beunruhigender Zustand, der uns auf uns selbst zurückwirft. Niemand anderer wird dieses Problem für Sie lösen. Übernehmen Sie deshalb die Verantwortung dafür, Ihre körperliche Verfassung, die innere Ausgeglichenheit und Ihr Wohlbefinden zu verbessern. Für mich waren Tai-Chi und Qigong die Wege, die mir das ermöglicht haben.«

Der Tinnitus-Fragebogen – machen Sie eine Bestandsaufnahme

Unsere subjektive Wahrnehmung variiert vor allem dann stark, wenn wir emotional betroffen sind. Finden Sie mithilfe des folgenden Fragebogens heraus, wie häufig die Ohrgeräusche auftreten, wie intensiv sie sind, welche Art von Geräusch sie sind und wie sie sich auf Ihre Gefühle, Ihr generelles Wohlbefinden und Ihre Lebensführung auswirken. Lassen Sie sich Zeit für die Beantwortung. Nehmen Sie zunächst die vergangene Woche als Grundlage für die Antworten. Vielleicht ist es auch gut, einige Tage zu beobachten oder die Antworten nach einigen Wochen nochmals zu korrigieren.

Nur eine Antwort ist möglich. Wenn Sie etwas zusätzlich zu einer Frage notieren wollen, nehmen Sie ein gesondertes Blatt.

0 = Trifft überhaupt nicht zu
1 = Trifft einen kleinen Teil der Zeit zu
2 = Trifft den größten Teil der Zeit zu
3 = Trifft so gut wie immer zu

1. Ich höre die Ohrgeräusche den ganzen Tag, vom Aufwachen bis zum Einschlafen. 0 1 2 3
2. Ich kann wegen der Ohrgeräusche nicht einschlafen. 0 1 2 3
3. Ich wache nachts wegen der Ohrgeräusche auf. 0 1 2 3
4. Ich liege wegen der Ohrgeräusche lange Zeit wach. 0 1 2 3
5. Die Ohrgeräusche machen mich deprimiert und unglücklich. 0 1 2 3
6. Die Ohrgeräusche machen mich angespannt. 0 1 2 3

7. Die Ohrgeräusche machen mich wütend. 0 1 2 3
8. Ich bin verwirrt und durcheinander wegen der Geräusche. 0 1 2 3
9. Ich fühle mich wegen der Geräusche hilflos und verzweifelt. 0 1 2 3
10. Ich kann mich wegen der Geräusche nicht konzentrieren. 0 1 2 3
11. Ich bin weniger gern mit Menschen zusammen. 0 1 2 3
12. Ich habe Panikanfälle wegen der Geräusche. 0 1 2 3
13. Ich kann mich wegen der Ohrgeräusche nur schlecht entspannen. 0 1 2 3
14. Mein Leben ist nicht mehr lebenswert, wenn das so weitergeht. 0 1 2 3
15. Ich mache mir Sorgen, ob die Ohrgeräusche ein Zeichen sind, dass etwas ernsthaft nicht mit meinem Körper stimmt. 0 1 2 3
16. Ich mache mir Sorgen, ob die Ohrgeräusche ein Zeichen sind, dass etwas ernsthaft nicht mit mir stimmt. 0 1 2 3
17. Ich denke oft darüber nach, ob die Geräusche wieder weggehen werden. 0 1 2 3
18. Ich will einfach nur, dass die Geräusche weggehen. Ich will nur meine Ruhe. 0 1 2 3

Bei den folgenden vier Fragen nehmen Sie bitte die umgekehrte Bewertung vor: 0 ist die beste Bewertung, wenn Sie der Aussage voll und ganz zustimmen können. 1 bedeutet etwas weniger Zustimmung, 2 noch weniger, 3 bedeutet, dass die Aussage gar nicht zutrifft.

19. Ich denke, dass es schlimmere Dinge gibt als Tinnitus.
    0 1 2 3
20. Ich denke, dass ich lernen kann, mit den Geräuschen zu leben.
    0 1 2 3
21. Ich bin nicht der einzige Mensch, der Tinnitus hat.
    0 1 2 3
22. Ich komme die meiste Zeit gut mit den Geräuschen zurecht.
    0 1 2 3

Zählen Sie nun alle Zahlen zusammen. Notieren Sie das Ergebnis mit Datum, sodass Sie es gegebenenfalls mit einem späteren vergleichen können. Die Summe liegt zwischen 0 und 66. Wenn Ihre Auswertung eine Zahl zwischen 0 und 11 ergibt, kommen Sie mit Ihrem Tinnitus gut zurecht. Sie haben sich an die Geräusche gewöhnt und gelernt, mit ihnen umzugehen. Trotzdem kann die eine oder andere in diesem Buch beschriebene Methode hilfreich für Sie sein. Bei einer Summe über 11 sollten Sie aktiv werden. Klären Sie in jedem Fall zuerst mögliche körperliche Ursachen mit einem HNO-Arzt ab. Auch wenn sich körperliche Auslöser finden, die medizinisch behandelbar sind, zum Beispiel durch Medikamente oder eine Operation, kann es für Sie sinnvoll sein, zusätzlich Wege zu beschreiten, die Ihre seelische Situation in das Zentrum der Aufmerksamkeit stellen. Denn auch bei körperlichen Ursachen stellt sich die Frage, ob sie die Folge einer seelischen Anspannung und Stressbelastung sind. Auch eine Kieferfehlstellung oder Wirbelsäulenproblematik kann durch Muskelverkrampfungen entstehen, die wiederum auf tiefere Ursachen zurückgehen. Wenn sich keine körperlichen Ursachen finden und Sie auch keinen äußeren Bedingungen wie Dauerlärm ausgesetzt sind, sollten Sie in Ihrem Leben auf die Suche gehen. Etwas ist zu viel oder läuft falsch, wenn Ihre Ohren Sie in milderer oder heftigerer Form alarmieren.

Schätzen Sie den Grad Ihrer Belastung ein

Der HNO-Arzt Dr. Eberhard Biesinger hat eine Einteilung entwickelt, mit der Sie den Grad Ihrer seelischen Belastung bestimmen können:

Grad 1: Der Tinnitus wird nur wahrgenommen, wenn man daran denkt beziehungsweise sich darauf konzentriert. Es fällt leicht, die Geräusche zu ignorieren.

Grad 2: Der Tinnitus wird bei Ruhe, in Stresssituationen und bei Sorgen und seelischen Belastungen wahrgenommen. Insgesamt kommen die Betroffenen gut zurecht, das heißt, der Tinnitus ist »gut kompensiert«. Sie wünschen sich jedoch, dass die Geräusche nicht mehr auftreten.

Grad 3: Die Ohrgeräusche stellen eine ständige Störung oder Belastung dar. Der Tinnitus ist nur mit Mühe kompensiert, ein unbeschwertes Leben ist nicht möglich.

Grad 4: Die Ohrgeräusche sind unerträglich. Die Betroffenen können an nichts anderes denken, nicht arbeiten, sind depressiv und haben Panikattacken. Der Tinnitus ist »dekompensiert«.

Tonaler oder nicht tonaler Tinnitus?

Für die Auswahl der Selbsthilfemethode oder Therapie, vor allem einer Musiktherapie, kann es von Bedeutung sein, ob Sie einen tonalen oder nicht tonalen Tinnitus haben. Eine Klangtherapie eignet sich zum Beispiel nur für tonalen Tinnitus. Hören Sie ein Pfeifen, Klingeln, Summen oder Zirpen? Dann haben Sie einen tonalen Tinnitus. Wenn Sie stattdessen ein Rauschen, Brummen, Surren, Knacken, Knistern oder Rumpeln hören, ist Ihr Tinnitus nicht tonal.

Der Aufbau des Ohrs

Um mit Tinnitus gut umgehen zu können, müssen Sie nicht detailliert wissen, wie das hochkomplexe Sinnesorgan Ohr aufgebaut ist.

Ein Überblick genügt, um zum Beispiel eine Behandlungsmethode wie das Cochlea-Implantat zu verstehen.

Hören bedeutet Schall aufzunehmen, zu verarbeiten und einzuordnen. Es beginnt mit der Ohrmuschel, die als äußerer Teil des Gehörs die Schallwellen aufnimmt, sie in elektronische Impulse umformt und sie entlang des Hörnervs zum Gehirn leitet. Dort werden Töne, Geräusche und Sprache verarbeitet und interpretiert. Was gehört wird und wie das Gehörte gedeutet und erlebt wird, entscheiden die entsprechenden Areale im Gehirn. Zu ihnen gehören auch Teile des limbischen Systems, das, vereinfacht ausgedrückt, unser emotionales Bewertungssystem ist und für die Bildung und Verarbeitung von Erinnerungen zuständig ist.

Am einfachsten verstehen Sie den Aufbau des Ohrs, wenn Sie sich drei Abschnitte vorstellen. Der erste Abschnitt ist das äußere Ohr, das mit der Ohrmuschel und dem äußeren Gehörgang den sichtbaren Teil ausmacht. Die Ohrmuschel nimmt die Schallwellen auf, die dann über den Gehörgang, der bis zum Trommelfell reicht, in das Innere des Ohres gelangen. Über die Ohrmuschel orten wir außerdem, woher die Schallwellen kommen.

Der nächste Abschnitt ist das Mittelohr, das mit dem Trommelfell beginnt. Es besteht außerdem aus der Ohrtrompete und der Paukenhöhle. In der Paukenhöhle befinden sich drei miteinander wie in einer Kette verbundene Gehörknöchelchen: der Hammer, der Amboss und der Steigbügel. Die Schallwellen versetzen das Trommelfell in Schwingungen, und Hammer, Amboss und Steigbügel übertragen diese Schwingungen weiter ins Innenohr.

Das Trommelfell trennt das äußere Ohr vom Mittelohr luftdicht ab. Damit das Trommelfell schwingen und die Schallwellen weitergeben kann, besteht über die Ohrtrompete eine Verbindung zwischen dem Mittelohr und dem Rachenraum. Das Trommelfell wird so be-

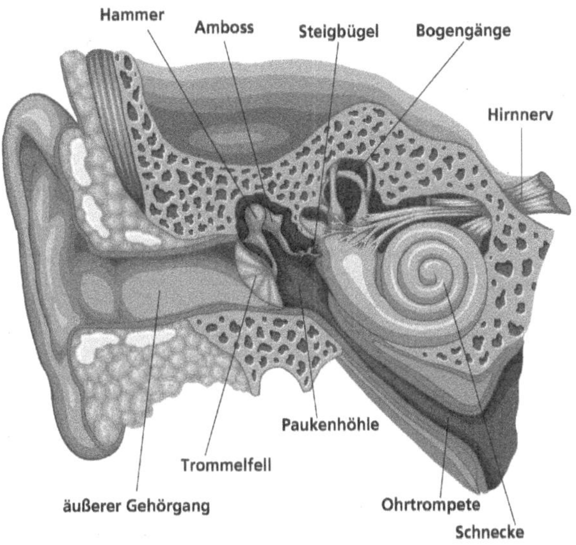

lüftet, wodurch ein Druckausgleich auf seinen beiden Seiten entsteht, der es in die Lage versetzt, zu schwingen.

Der dritte Teil ist das Innenohr, in dem sich die Cochlea oder Hörschnecke sowie das Labyrinth, das Gleichgewichtsorgan, befinden. Der Aufbau der Cochlea und des Labyrinths ist ähnlich. Beide sind mit einer Flüssigkeit gefüllt und besitzen Haarzellen (auch Sinneszellen genannt), deren feine Härchen in die Flüssigkeit reichen. Die Schallwellen versetzen die Flüssigkeit in Bewegung. Die Härchen werden durch diese Bewegungen gebogen, wodurch sie die Fasern des Hörnervs berühren und Nervenimpulse auslösen. Der Hörnerv leitet die von den Haarzellen erzeugten neuronalen Impulse zum Gehirn, wo die letztendliche Verarbeitung stattfindet. Allerdings findet bereits im Hörnerv eine Zerlegung und Vorverarbeitung statt. Das Gehirn deutet die akustischen Signale und ordnet sie als bekannt oder unbekannt ein, erkennt Stimmen oder ein Musikstück und stuft Geräusche als gefährlich oder ungefährlich, angenehm oder unangenehm ein.

Die Interpretation der Schallwellen geschieht durch das Wahrnehmen von unterschiedlichen Tonhöhen (Frequenzen), der unterschiedlichen Intensität der Töne (Amplitude) und der Häufigkeit und Regelmäßigkeit der Wiederholungen. Das potenzielle menschliche Hörvermögen umfasst ein bestimmtes Spektrum, das kleiner ist als das der meisten Tiere. Was ein Mensch überhaupt wahrnehmen kann, ist abhängig von seiner körperlichen Anlage, vom Lebensstil, von eventuellen Erkrankungen oder deren Folgeschäden und meist auch seinem Alter.

Wie das Gehirn auf Tinnitus »schaltet«

»Tinnitus ist eine zentrale Verarbeitungsstörung von Höreindrücken, die in unterschiedlichster Weise mit negativen Impulsen und Gedanken aus dem limbischen System, unserem seelischen Zentrum im Gehirn, verknüpft sein können.«
Dr. Eberhard Biesinger

Ist Ihnen bewusst, dass der größte Teil des Sehens und Hörens nicht in den Augen oder Ohren stattfindet, sondern im Gehirn? Unsere Sinnesorgane leiten eine Vielzahl von Nervensignalen an das Gehirn weiter, die dort in hochkomplexen Schritten verarbeitet werden. Dazu gehört auch die Interpretation des Wahrgenommenen. Im Gehirn erhalten alle Eindrücke ein »Etikett« und werden mit Erinnerungen und Gefühlen verknüpft. Sie werden zu etwas Subjektivem, das unsere Persönlichkeit ausmacht. Was wir sehen, hören, riechen, schmecken und tasten, ist nicht das, was unsere Sinnesorgane aufgenommen haben, sondern das, was wir daraus machen – was es für uns bedeutet. Unser Bild von der Welt formt sich über unsere Sinneseindrücke, und es entsteht aus unserem persönlichen Erleben.

Da all diese verarbeitenden Prozesse automatisch ablaufen, nehmen wir sie normalerweise nicht wahr.

Beim Hören werden die eingehenden Töne zunächst nach ihren Frequenzen aufgeteilt und dann an das Gehirn weitergeleitet. Dort werden weitere Analysen vorgenommen, sprachliche oder musikalische Laute in der richtigen Reihenfolge rekonstruiert und die Informationen bewertet. Die Bedeutung des Gehirns für den Hörvorgang ist wesentlich für das Verstehen und Behandeln von Tinnitus.

Schon früher wurde vermutet, dass die eigentliche Ursache für Tinnitus eine Störung in der zentralen Hörverarbeitung ist. Die Forschungsergebnisse der letzten Jahre haben diese Annahme erhärtet. Der Geräuscheffekt entsteht im Gehirn und nicht im Innenohr, wie bisher angenommen, was sich auch daran zeigt, dass Tinnitus viel häufiger bei Schwerhörigkeit und Taubheit vorkommt als bei einer normalen Hörleistung. Die Brunnen-Klinik Bad Meinberg erläutert dazu: »Professor Langner von der TU Darmstadt hat im Tierversuch nachgewiesen, dass die dem Tinnitus zuzuordnenden Nervenaktivitäten sich lediglich in der Hörrinde des Großhirns und dem Mandelkern, einem Anteil des limbischen Systems, nachweisen lassen, nicht aber in tiefer gelegenen Anteilen der Hörbahn, ihrer Kerne oder im Hörnerv.«

Veränderungsvorgänge in der Hörrinde (Hörcortex) des Gehirns werden mittlerweile von verschiedenen Tinnitus-Studien untersucht. Professor Gerald Langner selbst zieht folgendes Resümee seiner Forschungen: »Zusammenfassend lässt sich feststellen, dass eine Beeinträchtigung des Hörvermögens zu Tinnitus führen kann. Dieser wird aber nicht in der Cochlea, sondern im Gehirn – und zwar im Hörcortex selbst – generiert. Ort und Mechanismus der Hörschädigung sind also in jedem Fall zu unterscheiden von Ort und Mechanismus der Tinnitus-Entstehung. Genau genommen ist Tinnitus das Resultat eines – im Prinzip – normalen Regelvorgangs im Hörsystem, der sich aber durch Rückkopplungen aus limbischen und aufmerksamkeitssteuernden Hirngebieten verstärken und verfestigen kann. Dabei ist Stress der entscheidende Faktor, der gelegentlich sogar ohne auslösende Hörschäden Tinnitus generieren kann.« Vereinfacht ausgedrückt bedeutet dies, dass der Tinnitus sich durch die Aufmerksamkeit, die ihm gegeben wird, sowie durch begleitende Gefühle, Assoziationen und Erinnerungen »einnistet«.

Wer die Aufgabe des limbischen Systems kennt, kann diese Forschungsergebnisse leicht nachvollziehen: Es steuert Emotionen und ist an der Entstehung von Stresssymptomen beteiligt. Der Stress, den der Lärm im Ohr auslöst, verstärkt die Stresssymptome in den entsprechenden Teilen des limbischen Systems und bewirkt eine sich selbst verstärkende Spirale, die auch durch eine häufige gedankliche Beschäftigung mit den Geräuschen intensiviert werden kann. Wege, die mit dem Prinzip des »Weghörens« arbeiten und die Aufmerksamkeit in eine andere Richtung lenken, wie die Tinnitus-Retraining-Therapie (TRT), können deshalb Erleichterung bringen. Sie beinhalten allerdings das Risiko, sich einfach nur an die Geräusche zu gewöhnen, statt sich weiterhin sanft, aber mit Ausdauer darum zu bemühen, das einmal erlernte Geräusch-Reaktionsschema wieder zu »verlernen«.

Auch Berthold Langguth, Leiter des Tinnitus-Zentrums der Universität Regensburg, kam zum gleichen Ergebnis. Nachdem bei einigen gravierenden Fällen der Hörnerv durchtrennt worden war, verloren die Betroffenen zwar ihr Hörvermögen, nicht aber den Tinnitus. Als logische Erklärung blieb nur, dass die Geräusche im Nervensystem entstanden, nicht im Innenohr. Gehirnaufnahmen bestätigten diese Überlegungen. Die für das Hören zuständigen Gehirnregionen waren bei Tinnitus-Betroffenen überaktiv.

Eine von der Gabriele-Lux-Stiftung in Auftrag gegebene Studie kam ebenfalls zu einem vergleichbaren Ergebnis. Im Rahmen dieser

Studie hörten 35 Tinnitus-Patienten ihre eigenen Ohrgeräusche sowie neutrale Geräusche. 26 Personen ohne Tinnitus, die ebenfalls mit Geräuschen beschallt wurden, dienten als Vergleichspersonen. Mithilfe der Kernspintomografie zeigte sich, dass bei den Tinnitus-Patienten ein bestimmter Bereich des Frontalhirns stärker auf die eigenen Ohrgeräusche reagierte als auf andere Geräusche. Je intensiver der Tinnitus war, desto stärker wurde auch dieser Bereich aktiviert. Bei den Vergleichspersonen traten in keinem Fall besondere Gehirnaktivitäten auf. Dieses Gehirnareal wurde schon früher mit der Verarbeitung von negativ geladenen Emotionen in Verbindung gebracht. Gabriele Lux-Wellenhof, Gründerin der Stiftung, die sich der Erforschung von Wahrnehmungsstörungen mit den Schwerpunkten Tinnitus und Geräuschüberempfindlichkeit (Hyperakusis) widmet, erklärte dazu: »Wir haben mit der Stiftung einen Stein ins Rollen gebracht und einen Durchbruch auf dem Gebiet der Tinnitus-Forschung erreicht. Durch unsere Erkenntnisse gibt es neue Ansätze in der Diagnose und Therapie des Tinnitus. Außerdem belegen die Ergebnisse, warum viele bislang verbreitete Therapien bei Tinnitus nicht helfen können.«

Eine Linderung oder Heilung des Tinnitus muss also dort ansetzen, wo er entsteht: in den entsprechenden Gehirnarealen. Eventuelle körperliche Schädigungen oder Ursachen müssen medizinisch abgeklärt und behandelt werden. In manchen Fällen verschwinden die Ohrgeräusche zum Beispiel nach der Korrektur einer Kieferfehlstellung. Doch bei den meisten Tinnitus-Betroffenen gibt es solche Zusammenhänge nicht oder sie sind ausgeheilt, der Tinnitus ist jedoch nach wie vor vorhanden.

Frühe Tinnitus-Prägung: Hören im Mutterleib

Babys können bereits im Mutterleib hören. Etwa acht Wochen nach der Zeugung beginnen spezielle Zellen in ihren Ohren, das Gehirn darauf zu trainieren, Eindrücke aufzunehmen und richtig zu verarbeiten. Der erste Kontakt zur Außenwelt ist hergestellt.

Dr. Dwight E. Bergles und sein Team von der *Johns Hopkins School of Medicine* in Baltimore, Maryland, untersuchten die für dieses frühe Hörtraining verantwortlichen sogenannten Hilfszellen im Gehör von jungen Ratten.

Im Gehör von erwachsenen Tieren hatten sie unauffällig reagiert, weshalb man davon ausging, dass sie keine besondere Funktion erfüllten. Bei den jungen Ratten war das anders, so die Forscher.

Die Hilfszellen sandten rege elektrische Signale an die benachbarten Haarsinneszellen aus, die für das eigentliche Hören zuständig sind. Auf diese Weise erzeugten sie Geräusche, die das Gehirn trainierten, so als ob tatsächlich Töne zu hören und zu verarbeiten wären. »Es wurde schon lange vermutet, dass Nervenzellen, die das Gehörorgan mit dem Gehirn verbinden, Töne oder andere Reize erleben müssen, um ihren Weg zum richtigen Hirnbereich zu finden«, erklärte Dr. Bergles. Wenn das Gehör funktionsfähig ist, schalten sich die Hilfszellen ab. Die Forscher gehen jedoch davon aus, dass sie auch später wieder Töne vorgaukeln können. Vor allem sehr laute Geräusche, wie sie bei einem Lärm- oder Knalltrauma wahrgenommen wurden, bewirken, dass Signalstoffe im Ohr ausgeschüttet werden, die die Hilfszellen wieder aktivieren. Die Folge können Ohrgeräusche sein.

Bei manchen Menschen kann dieses frühe Hörenlernen mit belastenden Erfahrungen verknüpft sein, wodurch ein »Anschalten« der Hilfszellen nicht nur durch Lärm, sondern auch durch andere Einflüsse denkbar ist. Es kann sich daher lohnen, nachzuforschen, ob es in dieser frühen Zeit solche Eindrücke gab, sie aufzugreifen und zu verarbeiten.

Der Hörfilter

Wir nehmen bei weitem nicht alle Geräusche wahr, die auf uns einströmen. Nicht nur um uns herum gibt es eine permanente Geräuschkulisse, sondern auch in unserem Körper. Auch bei Menschen ohne Tinnitus ist ein Ohrgeräusch schon immer vorhanden, das nur der Mensch selbst hören kann oder genauer gesagt könnte. Dr. Helmut Schaaf, Oberarzt an der Tinnitus-Klinik Bad Arolsen, erklärt dazu: »Von Geburt an ist das Innenohr wegen seiner ständig aktiven Sinneszellen ein sehr lauter Ort, vergleichbar mit einer Stereoanlage. Darin gibt es ständig ein leises Grundrauschen. Es wird meist nur nicht als solches wahrgenommen und, was noch wichtiger ist, nicht dauerhaft beachtet, sondern erst, wenn etwas nicht stimmt.«

Hörfilter verhindern normalerweise, dass wir mehr hören, als uns guttut. Unsere subjektive Wahrnehmung und Aufnahmebereitschaft entscheidet zu einem wesentlichen Teil darüber, welche Signale in den verarbeitenden Bereichen des Gehirns ankommen. Hören ist ein sehr individueller Prozess, bei dem in Sekundenbruchteilen verarbeitet, verstärkt oder abgeschwächt wird. Vieles wird bereits ausgesondert, bevor es im Gehirn wahrgenommen werden könnte. Jeder Mensch hat seine ganz eigene Art, »auf Durchzug zu schalten«. Außerdem empfinden wir das Gehörte je nach Stimmung anders und bewerten es auch anders. Wenn wir uns überfordert fühlen und/oder sich das Gehör verschlechtert, verändert sich auch die Art und Weise, wie wir die Höreindrücke wahrnehmen. Diese Veränderung des gewohnten Musters wird von manchen Menschen als Tinnitus erlebt. Auch beim gesunden Gehör – also ohne vorausgehende Innenohrschädigung wie zum Beispiel durch Lärm, Hörsturz oder andere Faktoren – kann die Schwelle sinken, ab der das normale Grundrauschen gehört wird. Wenn wir »zu viel um die Ohren haben«, kann der innere Hörfilter geschwächt sein. Hörtherapien versuchen mit akustischen Reizen – Musik, Tönen oder Sprache –, den Hörfilter zu trainieren.

Wie die Tinnitus-Geräusche wahrgenommen und bewertet werden, ist ebenfalls eine höchst persönliche Angelegenheit. Das lässt sich unter anderem daran erkennen, dass Menschen mit eher lauten Ohrgeräuschen diese nicht zwingend als belastender wahrnehmen als andere mit leiseren Tönen im Ohr. Die Intensität des Tinnitus kann durch eine audiometrische Hörprüfung bestimmt werden, obwohl die Geräusche ansonsten für niemanden hörbar sind. Bei dieser Prüfung werden Ihnen acht bis zehn unterschiedlich hohe und unterschiedlich laute Töne vorgespielt, deren Frequenzen für das menschliche Hören wichtig sind. Begonnen wird mit einer Lautstärke, die dem durchschnittlichen Hörvermögen gesunder Jugendlicher entspricht. Davon ausgehend wird die Lautstärke bei jeder Frequenz in Schritten von fünf Dezibel so lange erhöht, bis der Ton gehört wird. Wichtig ist die Marke von 65 Dezibel, die der Lautstärke entspricht, mit der man im Normalfall aus etwa einem Meter Entfernung miteinander spricht und die gut verstanden wird, wenn man normal hört. Überschreitet der Hörverlust diese Grenze, kann das Gesagte nicht mehr richtig verstanden werden.

Da Hören bereits im Mutterleib beginnt, ist davon auszugehen, dass auch der Hörfilter eines Menschen bereits in dieser Zeit eine erste Ausprägung erhält. Während der Fötus verarbeitet, was er hört, gewöhnt er sich daran, die Ohren »weit aufzumachen« oder sie im Gegenteil bildlich gesprochen »herunterzuklappen«. Eine Tinnitus-Therapie (zum Beispiel eine Hypnosetherapie) kann auch bei diesen frühen, vorgeburtlichen Erfahrungen und den daraus entstandenen Reaktionsmustern ansetzen.

Körperliche Ursachen für Tinnitus

Die Spurensuche im Körper

Es gibt eine Vielzahl von möglichen körperlichen Ursachen. Sie reichen von einer vom HNO-Arzt einfach zu behebenden Verstopfung des Gehörgangs, zum Beispiel durch Ohrenschmalz, über einen Lärmschaden, Hörsturz, Schwerhörigkeit oder eine Luftdruckschädigung, wie sie zum Beispiel beim Tauchen entstehen kann. Weitere mögliche Ursachen sind Mittel- und Innenohrerkrankungen, Gefäßverengungen, Kopf- und Gehirnverletzungen (Schädel-Hirn-Trauma), Blockierungen in der Halswirbelsäule und ein Halswirbeltrauma, wie es bei Autounfällen auftritt, Fehlstellungen der Zähne und des Kiefers. Zu hoher und auch zu niedriger Blutdruck, Herz-Kreislauf-Erkrankungen, Infekte und die durch Zecken übertragene Borreliose sowie die Multiple Sklerose (MS), eine degenerative Erkrankung des Zentralnervensystems, und Diabetes mellitus können zu Ohrgeräuschen führen. In etwa einem Prozent der Fälle löst ein Akustikusneurinom die Geräusche aus, ein an sich gutartiger Hirntumor. Er bildet zwar keine Metastasen, kann aber Druckschädigungen durch Wachsen erzeugen, die bis zur Ertaubung des Ohres gehen können. Weitere Ursachen können Tubenfunktionsstörungen, Verspannungen oder ein Vibrieren der Mittelohrmuskeln sein. Auch Alterungsprozesse können die Hörwahrnehmung verändern. Die Auswirkungen von Strahlung werden kontrovers diskutiert. Sie sind nachgewiesenermaßen oder vermutet für eine Reihe von Erkrankungen zuständig und können Tinnitus zweifellos zumindest verschlimmern.

Diese Liste erhebt keinen Anspruch auf Vollständigkeit. Die Vielzahl körperlicher Auslösefaktoren zeigt, dass eine Untersuchung durch einen Facharzt unerlässlich ist, auch wenn in der Mehrzahl der Fälle keine körperliche Ursache gefunden wird.

Durchblutungsstörungen im Innenohr

Verringert sich die Durchblutung im Hörorgan (Cochlea), bricht die Versorgung im Innenohr zusammen. Die Haarzellen werden nicht mehr ausreichend mit Sauerstoff versorgt und reagieren mit einer Funktionsstörung, bei der Töne nicht mehr wahrgenommen werden können. Dies ist zum Beispiel beim Hörsturz der Fall. Die Fehlfunktion kann sich unter anderem als Tinnitus zeigen. Hält die Durchblutungsstörung an, wird das Ohr taub. Im Normalfall hält der Körper jedoch die Durchblutung des Innenohrs unabhängig vom Blutdruck konstant. Durchblutungsstörungen im Innenohr können medizinisch nicht nachgewiesen, sondern nur angenommen werden. Das liegt vor allem an der Größe des Innenohrs: Es ist viel zu klein, als dass man es untersuchen könnte. Die Cochlea ist schwer zugänglich und gleichzeitig so empfindlich, dass jeder operative Eingriff mit den bislang bekannten Möglichkeiten nur Schäden hervorrufen oder sie zerstören würde.

Vielfach untersucht wurde die Frage, ob bei Tinnitus- oder Hörsturzpatienten bestimmte Risikofaktoren gehäuft vorkommen, die Durchblutungsstörungen fördern. Die Auswertungen zeigten jedoch, dass die für Herzinfarkt und Schlaganfall festgelegten Risikofaktoren Nikotinmissbrauch, Bluthochdruck, Übergewicht, Diabetes und Hypercholesterinämie nicht überdurchschnittlich häufig vorkommen.

Gefäßveränderungen

Einige Erkrankungen bringen stärkere oder schwächere Gefäßveränderungen im Innenohr mit sich. Dazu gehören Arteriosklerose (Arterienverkalkung) und Diabetes mellitus, der vor allem die kleinsten Gefäße verändert, sowie Entzündungen der Gefäßwände als Folge einer Autoimmunerkrankung. Ein plötzlich auftretender Gefäßverschluss durch kleine Blutgerinnsel (Thromben) verhindert die Durchblutung des Innenohrs, was zu einem Hörsturz und Ohrgeräuschen führt. Einengungen der Blutgefäße, sogenannte Stenosen, werden vor allem durch Arteriosklerose verursacht. Wenn sie sich an der Halsschlagader bilden, kann der erhöhte Druck Ohrgeräusche hervorrufen. Auch Herzfehler (Stenosen an Herzklappen), krankhafte Veränderungen der Schlagadern oder Blutschwämme (Gewächse aus Adern) können ein Rauschen oder Klopfen im Rhythmus des Pulses auslösen. Generell können alle Veränderungen, die die Fließeigenschaften des Blutes verändern, Ohrgeräusche hervorrufen.

Innenohrschädigungen

Die häufigsten körperlichen Ursachen sind Schädigungen des Innenohrs, wie sie zum Beispiel durch extreme Lärmeinwirkung entstehen. Feuerwerkskörper, die in zu großer Nähe zünden, Schießen ohne Gehörschutz und Explosionen können ein Knalltrauma auslösen. Auch in Diskotheken und auf Rockkonzerten werden Lautstärken von 110 bis 120 Dezibel (dB) erreicht. Sie schädigen die Haarzellen in der Hörschnecke und damit das Gehör, selbst wenn es nicht zu einem Knalltrauma kommt. Mehr als fünf Prozent der Jugendlichen bis zum 29. Lebensjahr klagen bereits über Ohrgeräusche.

Wer in der Umgebung oder im Beruf dauerndem Lärm ausgesetzt ist, kann schon bei einer Lautstärke von 85 Dezibel schwerhörig werden. Schädigungen sind auch unter dieser anerkannten Grenze möglich, vor allem dann, wenn der Lärm oder die Geräuschkulisse als störend empfunden werden. Mit den folgenden Beispielen können Sie sich eine Vorstellung von der Lautstärkebelastung verschiedener Lärmquellen machen: Ein Presslufthammer erreicht ohne Hörschutz etwa 105 dB, ein vorbeifahrender Zug oder eine Kreissäge etwa 90 dB, ein vorbeifahrender PKW 80 dB. Eine Kinderpistole ist mit bis zu 180 dB lauter als Gewehre der Bundeswehr. Wenn wir einer Dauerbeschallung ab 65 dB ausgesetzt sind, erhöht sich das Risiko für Herz-Kreislauf-Erkrankungen, ab 85 dB sind Schäden in den Hörzellen möglich und ab 120 dB sind Hörschäden schon nach kurzer Zeit möglich. Schlafstörungen entstehen bereits ab 30 dB. Zum Vergleich: Als Zimmerlautstärke gelten 55 dB. Stille herrscht für unsere Wahrnehmung bis maximal 30 dB.

Hörsturz

Einen plötzlichen Hörverlust, der ohne erkennbare Ursache und meist einseitig auftritt, nennt man Hörsturz. Es handelt sich dabei um einen akuten Defekt im Innenohr, der schnellstmöglich von einem Arzt untersucht werden muss. Charakteristisch ist eine Schwerhörigkeit, die bis zur völligen Taubheit gehen kann, ein Gefühl, als ob Watte im Ohr wäre, und in den meisten Fällen auch Ohrgeräusche, jedoch keine Ohrenschmerzen. Seltener treten Schwindel, Unsicherheitsgefühle und Benommenheit auf. Mehr als 15 000 Menschen verlieren in Deutschland jährlich plötzlich das Hörvermögen. In den meisten Fällen betrifft der Hörverlust nur ein Ohr. Typische Begleiterscheinungen sind Ohrgeräusche sowie Schwindel und Druckgefühl im Ohr, die jedoch seltener auftreten. Ein Hörsturz ist nicht das gleiche wie ein Hörverlust, für den es (mit Ausnahme der idiopathischen Schwerhörigkeit) eine erkennbare Ursache gibt. Wie der Hörsturz verläuft und wie lange er anhält, ist sehr unterschiedlich. Ebenso schlagen die Behandlungsmethoden sehr unterschiedlich an.

Die genauen Ursachen eines Hörsturzes sind noch nicht geklärt. Man geht davon aus, dass durch ein Zusammenspiel verschiedener Faktoren akute Durchblutungsstörungen des Innenohrs auftreten, wodurch die Haarzellen des Hörorgans geschädigt und die Schallwellen nicht mehr richtig aufgenommen werden. Kleine Blutgerinnsel (Thromben), welche die Blutgefäße verschließen, sind die häufigste Ursache für eine gestörte Durchblutung im Innenohr. Da dieser Vorgang den Gefäßverschlüssen bei einem Herzinfarkt oder Schlaganfall ähnelt, spricht man bei einem Hörsturz auch von einem Innenohrinfarkt.

Die Störungen können eine Folge von Stress sein, da in Stresssituationen vermehrt Substanzen ausgeschüttet werden (Katecholamine: Adrenalin, Noradrenalin), die zu Gefäßkrämpfen führen und eine Minderdurchblutung im Innenohr bewirken können. Als Auslöser kommen auch Erkrankungen infrage, die eine Gefäßveränderung im Bereich des Innenohrs bewirken und zu Blutgerinnseln führen, wie Arteriosklerose und Diabetes mellitus, ebenso niedriger und hoher Blutdruck (Hypo- und Hypertonie) sowie Halswirbelsäulenprobleme, die zu einer verminderten Durchblutung des Innenohrs führen. Weitere Ursachen, die in Betracht gezogen werden, sind bakterielle Infektionen, wie eine Mittelohrentzündung oder Borreliose, Virusinfektionen, die das Innenohr schädigen, wie Mumps oder Masern, sowie starkes Rauchen, Herzerkrankungen und ein Schlaganfall.

Beim Hörsturz dürften seelische Ursachen in der Mehrzahl der Fälle ausschlaggebend sein. Auch ein Knalltrauma wird von einem Schock begleitet, sodass hier neben den körperlichen Schädigungen auch seelische Faktoren in Betracht kommen können. Wenn Sie Menschen kennen, die einen Hörsturz hatten, oder wenn Sie selbst betroffen sind, fragen Sie einmal nach den begleitenden Lebensumständen und Gefühlen. Die meisten fühlten sich zuvor massiv überfordert, wussten nicht mehr weiter, hatten Ängste oder standen unter anderen seelischen Belastungen, bei denen der Hörsturz als ein ernstes Warnsignal auftrat. Die Alarmglocken begannen zu schrillen. Sowohl ein Hörsturz als auch ein Tinnitus sind Warnsignale, und ein Hörsturz kann, wie beschrieben, nicht nur vorübergehend Ohrgeräusche produzieren, sondern einen chronischen Tinnitus nach sich ziehen. Aber es ist wichtig, sich klarzumachen, dass Tinnitus und Hörsturz nicht das Gleiche sind. Ein Hörsturz ist ein plötzlicher Zusammenbruch des Innenohrs, sozusagen ein Innenohrinfarkt, während Tinnitus ein Vorgang ist, der in den hörverarbeitenden Arealen im Gehirn erlernt wurde. Die gängige Therapie bei Hörsturz besteht in einer durchblutungsfördernden Behandlung mit Tabletten, Infusionen und zusätzlich meist Cortison.

Kieferfehlstellungen

Eine Fehlstellung des Kiefers und die dadurch verursachten Verspannungen der Gesichtsmuskulatur können Ohrgeräusche auslösen. Dass zwischen der Kieferstellung und Ohrgeräuschen ein Zusammenhang besteht, lässt sich zum Beispiel auch anhand einer Umfrage verfolgen, die das Tinnitusforum www.tinnitus.de gestartet hatte. Die Frage lautete: »Verändert sich euer Tinnitus, wenn ihr den Unterkiefer sehr stark nach vorne beziehungsweise seitlich bewegt?« Hier das Ergebnis bei 36 Teilnehmern:

- 7 Personen (19,44 Prozent) antworteten: Ja, er wird um 80 Prozent lauter.
- 6 Personen (16,67 Prozent) antworteten: Ja, er wird um 45 Prozent lauter.
- 5 Personen (13,89 Prozent) antworteten: Ja, er wird um 20 Prozent lauter.
- 16 Personen (44,44 Prozent) antworteten: Nein, er verändert sich dadurch nicht.
- 2 Personen (5,56 Prozent) antworteten: Ja, er wird um 20 Prozent leiser.
- 0 Personen (0,00 Prozent) antworteten: Ja, er wird um 45 Prozent leiser.
- 0 Personen (0,00 Prozent) antworteten: Ja, er wird um 80 Prozent leiser.

In der medizinischen Fachsprache spricht man von »Missokklusionen«. Sie werden als »mehrere anomale Zahnbeziehungen in einer oder mehrerer der drei Raumebenen: vertikal, transversal und sagittal« definiert. Sie können angeboren oder erworben sein. Wenn Sie erworben sind, sollte ein möglicher seelischer Auslösungshintergrund untersucht werden.

Dr. Bernard Montain schreibt: »Wir haben festgestellt, dass jedes Mal, wenn ein Patient unter Missokklusionen und den bereits beschriebenen neuromuskulären Störungen litt, er auch eine verminderte Hörschärfe aufwies. Eine weiterführende Studie hat uns gezeigt, dass die Störungen des Hörsystems sehr verschiedenartig sind: von der übermäßigen Ohrenschmalzabsonderung und von Zeit zu Zeit auftretendem Juckreiz im Gehörgang bis hin zum Hörverlust beziehungsweise schweren Ohreninfektionen mit oder ohne Tinnitus. Die gesamte Ärzteschaft kümmert sich wenig um die Beziehungen zwischen Ohrbeschwerden und Gebissschluss, da das zur Verfügung stehende Chemiearsenal, das eine rein symptomatische Behandlung ermöglicht, den meisten als ausreichend erscheint, sowohl vonseiten der Ärzte als auch der Patienten.«

Auch Zähneknirschen in der Nacht und das Verkrampfen der Kiefer aufgrund von seelischen Belastungen und Stress können Tinnitus auslösen: Die Zähne werden abgenützt und darüber hinaus in das Zahnbett hineingedrückt, wodurch die Bisshöhe nicht mehr korrekt ist. Der Unterkiefer ist nicht mehr ausreichend stabilisiert, und der Kiefergelenkkopf verlagert sich. Beim Öffnen und Schließen des Kiefers wird das Kiefergelenk des Unterkiefers oft noch weiter in Richtung Mittelohr gedrückt. Der übermäßige Druck reizt die dazwischen liegenden Nervenbahnen. Außer Tinnitus kann so auch ein Schläfenkopfschmerz entstehen.

Eine Aufbissschiene (Pivotschiene, Distraktionsschiene), die vom Zahnarzt angepasst und nachts getragen wird, kann helfen, den Fehlbiss auszugleichen. Sie ist im hinteren Teil etwas dicker als herkömmliche Schienen.

Funktionsstörungen der Wirbelsäule

Bewegungseinschränkungen und Verspannungen im Bereich der Wirbelsäule, vor allem der Halswirbelsäule, können zu einer Minderdurchblutung des Innenohrs führen und Tinnitus hervorrufen. Sie werden durch Körperfehlhaltungen ausgelöst, die häufig durch langes Sitzen, zum Beispiel am Arbeitsplatz, entstehen, und führen zu Muskelverspannungen. Sie lassen sich auch daran erkennen, dass durch die einseitige Verspannung und Belastung ein Bein etwas kürzer sein kann, da es nach oben gezogen wird, was die Drucksituation weiter verstärkt. Neben den Ohrgeräuschen treten meist Kopfschmerzen oder Schmerzen im Nacken-, Rücken-, Schulter- oder Brustbereich auf.

In diesen Fällen können Methoden wie die **Physiotherapie, Osteopathie** oder **Chiropraktik** helfen, Muskelverspannungen zu lockern, neuromuskuläre Blockaden zu lösen und di Gelenke wieder beweglich zu machen. Nützlich kann auch die **Alexander-Technik** sein, mit deren Hilfe man lernt, sich Haltungs- und Bewegungsgewohnheiten bewusst zu machen. Man lernt, den eigenen Körper aufmerksam zu beobachten und Gewohnheiten mit negativen Auswirkungen abzulegen. Durch die verbesserte Haltung wird auch das seelische Gleichgewicht stabilisiert. Die Alexander-Technik macht insgesamt leistungsfähiger und belastbarer. Sie wird deshalb auch für einen besseren Umgang mit Stress eingesetzt.

Eine weitere alternative Behandlungsmethode ist die **Magnetfeldtherapie.** Sie kann eingesetzt werden bei Tinnitus, der durch ein orthopädisches Problem an der Wirbelsäule entsteht. Bei Abnutzungserscheinungen soll die Therapie helfen, den geschädigten Knorpel zu regenerieren. Behandelt wird mit einem Magnetfeld, das von Geräten unterschiedlicher Art, je nach Einsatzgebiet, erzeugt wird. Die Anwendung kann auch zu Hause erfolgen, was sinnvoll sein kann, da die Therapie täglich und in der Regel langfristig erfolgen muss. Die Geräte sind nicht billig, können aber auch gemietet werden. Da Magnetfelder durch Kleidung, Verbände und sogar Gips dringen, kann problemlos behandelt werden.

Hörstörungen

Hörstörungen (Schwerhörigkeit) können unterschiedliche Ursachen haben. Um einen Überblick zu gewinnen, kann man sie in drei Bereiche einteilen:

- Schallleitungs-Schwerhörigkeit
- Schallempfindungs-Schwerhörigkeit
- Schallwahrnehmungs-Schwerhörigkeit

Diese Hörstörungen können auch kombiniert auftreten.

Schwerhörigkeit

Als Schwerhörigkeit bezeichnet man eine Verminderung des Hörvermögens. Sie kann von einer leichten Hörminderung bis hin zur Taubheit gehen. Viele Menschen entwickeln mit fortschreitendem Alter eine Schwerhörigkeit, weil das Gehör nicht mehr so leistungsfähig ist. Sie wird in verschiedene Stadien unterteilt:

- geringgradige Schwerhörigkeit (Hörverlust 20 bis 40 Prozent)
- mittelgradige Schwerhörigkeit (Hörverlust 40 bis 60 Prozent)
- hochgradige Schwerhörigkeit (Hörverlust 60 bis 80 Prozent)

- Resthörigkeit (Hörverlust 80 bis 95 Prozent)
- Taubheit (Hörverlust 100 Prozent)

Ursachen für Schwerhörigkeit können für das Hörvermögen giftige Medikamente sein, wie zum Beispiel bestimmte Antibiotika oder Mittel gegen Meningitis oder Mumps (siehe »Medikamente: Tinnitus als Nebenwirkung«, S. 60 f.). Einige Erkrankungen des Ohrs können Schwerhörigkeit hervorrufen, und in manchen Fällen ist sie erblich. Etwa zehn Prozent der Deutschen haben eine schwächer oder stärker ausgeprägte Form von Schwerhörigkeit.

Schwerhörigkeit kann im Mittelohr und im Innenohr entstehen. Aus diesem Grund unterscheidet man zwei Formen: die Mittelohrschwerhörigkeit mit Schallleitungsstörung und die Innenohrschwerhörigkeit mit Schallempfindungsstörung. Beide Formen können auch zusammen als »kombinierte Schwerhörigkeit« auftreten.

Schallleitungsstörung

Die Schwerhörigkeit kommt hier durch Störungen in der Schallübertragung im äußeren Ohr oder Mittelohr zustande. Sie lässt sich mechanisch erklären. Ein Ohrschmalzpfropf oder anderer Fremdkörper im Gehörgang oder ein Furunkel können sie im äußeren Ohr auslösen. Ursachen für eine Schallleitungsstörung im Mittelohr sind zum Beispiel Trommelfellperforation, Mittelohrerguss (Paukenerguss), Otosklerose, Exostosen, Fehlbildungen, Entzündungen und Blutungen.

Schallempfindungsschwerhörigkeit

Die Schwerhörigkeit geht hier vom Innenohr aus, in selteneren Fällen auch vom Hörnerv oder vom Gehirn. Die Hemmung in der Schallübermittlung ist vorwiegend elektrophysiologisch erklärbar. Der Schall wird noch relativ gut empfangen, aber die Signale werden verändert wahrgenommen. Da die Frequenzen vor allem im hohen Tonbereich unterschiedlich stark verloren gehen, verändern sich die Qualität und das Klangbild des Gehörten. Es handelt sich genau genommen um eine Fehlhörigkeit, nicht um eine Schwerhörigkeit.

Hörstörungen durch Lärm

Hörstörungen entstehen zum Beispiel, wenn durch Lärmeinwirkung ein Teil der für die Schallübertragung zuständigen Haarzellen im Innenohr geschädigt sind. Sie leiten dann die Informationen nicht ausreichend an das Gehirn weiter. Das Hörzentrum in der Hirnrinde versucht, diesen Mangel durch Rückkopplungen zu kompensieren, wodurch eine Art »Feuern« – eine überschießende Nervenzellenaktivität – entsteht, die als Tinnitus erlebt wird.

Hörstörungen durch veränderte Spontanaktivität

Eine andere Ursache kann in einer veränderten Spontanaktivität liegen. Jede erregbare Zelle, das heißt jede Zelle, die auf Umweltreize reagiert, weist auch ohne äußere Einwirkung eine elektrische Aktivität auf. In den Hörzellen und Nervenfasern treten auch ohne Schalleinwirkung spontane elektrische Impulse auf, die als Spontanaktivität bezeichnet werden. Diese ändert sich, wenn Schallwellen das Ohr erreichen. Die Spontanaktivität enthält dann die Informationen des Gehörten und leitet sie an das Gehirn weiter. Im Normalfall nehmen wir die Spontanaktivität nicht als akustischen Reiz wahr, das heißt, wir hören sie nicht. Starker Lärm oder bestimmte Medikamente können die Funktion der Hörnerven auf eine Weise beeinträchtigen, dass die Spontanaktivität als Tinnitus gehört wird.

Immunogene Innenohrschwerhörigkeit

Eine immunogene Innenohrschwerhörigkeit zählt zu den Autoimmunerkrankungen, bei denen sich das Immunsystem gegen körpereigene Bestandteile richtet. Die Schwerhörigkeit entsteht durch Stoffwechselprodukte, die das Immunsystem bei der Abwehr von Viren und Bakterien bildet. Sie lagern sich an den feinen Blutgefäßen des Innenohrs an und beeinträchtigen die Durchblutung und in der Folge die Funktionsfähigkeit des Innenohrs. Diese Erkrankung wird mit Cortison behandelt, das Prozesse der Immunabwehr unterdrückt.

Chronisch-progressive, idiopathische Innenohrschwerhörigkeit

Der Ausdruck »idiopathisch« kommt aus dem Altgriechischen (von *idios* – selbst, *pathos* – Leiden) und bedeutet »ohne bekannte Ursache« oder »als selbstständiger Krankheitszustand«. Da bei den meisten Menschen mit Innenohrschwerhörigkeit keine greifbare Ursache gefunden wird, bezeichnet man diese als »idiopathisch«. Ein weiteres Merkmal ist ein chronischer Verlauf, bei dem sich die Schwerhörigkeit mit der Zeit verstärkt (progressiv). Sie ist beidseitig gleich stark. Während die Altersschwerhörigkeit erst nach dem 50. Lebensjahr beginnt, kann die idiopathische Innenohrschwerhörigkeit bereits viel früher auftreten. Das erste Symptom kann ein Hörsturz sein, aber auch eine über längere Zeit zunehmende Schwerhörigkeit. Die Geschwindigkeit, mit der die Schwerhörigkeit voranschreitet, ist sehr unterschiedlich. Alle Betroffenen entwickeln jedoch nach Jahren oder Jahrzehnten eine starke beidseitige Schwerhörigkeit oder sogar Taubheit, die häufig von Ohrgeräuschen begleitet ist.

Hyperakusis

Eine Überempfindlichkeit gegen Geräusche, die normalerweise nicht als unangenehm laut empfunden werden, wird »Hyperakusis« genannt. Das Wort kommt aus dem Griechischen und ist aus *hyper,* das »über« bedeutet, und *akuo,* »ich höre«, zusammengesetzt. Viele Menschen leiden unter einem überreizten Hörsystem und Geräuschempfindlichkeit, obwohl ihre Ohren ansonsten völlig gesund sind. Geräuschempfindliche Menschen hören übrigens nicht unbedingt besser, wie Untersuchungen gezeigt haben. Eine Hyperakusis dolorosa ist erst dann eingetreten, wenn Geräusche immer häufiger oder dauerhaft nicht ausgehalten werden können. Mehr als 40 Prozent der Tinnitus-Betroffenen sind auch geräuschempfindlich. Audiometrische Tests zeigen, dass oft schon Töne mit 50 dB ein unbehagliches Gefühl auslösen.

Tinnitus und Geräuschüberempfindlichkeit können sich zwar aus der gleichen Schädigung des Hörsystems entwickeln, sie stehen aber nicht im Zusammenhang. Tinnitus löst keine Geräuschüberempfindlichkeit aus, und Geräuschüberempfindlichkeit ist nicht die Ursache für Tinnitus.

Auch schwerhörige Menschen können unter Geräuschüberempfindlichkeit leiden, die jedoch nur bestimmte Frequenzen umfasst. Wir erleben sie bei älteren Menschen, die uns nicht verstehen, wenn wir normal, nach ihrem Empfinden aber leise sprechen, und sagen: »Du brauchst ja nicht gleich zu schreien«, wenn wir dann lauter reden. Die Ursache ist ein mangelnder Lautstärkeausgleich, der normalerweise im Innenohr stattfindet. Beim normal Hörenden verstärken die Haarzellen des Innenohrs leise Schallwellen und dämpfen laute Töne, sodass auch leise Geräusche gut wahrgenommen werden können und laute nicht so schnell unangenehm wirken. Bei Schwerhörigen sind diese Haarzellen geschädigt, wodurch der Verstärkungs-Dämpfungs-Mechanismus (medizinisch: Recruitment) nicht mehr funktioniert. Im Bereich zwischen der Hörschwelle (der Grenze, bis zu der unser Gehör Geräusche und Töne gerade noch wahrnimmt) und der Unbehaglichkeitsschwelle, an der etwas zu laut wird, steigt das Lautheitsempfinden schneller an als beim gut Hörenden, was zu einer Geräuschempfindlichkeit führt, die durch Gewöhnung und Anpassung in der weiteren Hörverarbeitung mit der Zeit ausgeglichen werden kann. Hörgeräte können diesen Ausgleich ebenfalls übernehmen.

Eine spezielle Form der Geräuschüberempfindlichkeit ist die Phonophobie, bei der nicht die Lautstärke, sondern die Bedeutung, die dem Geräusch beigemessen wird, ausschlaggebend ist. Die Empfindlichkeit besteht nur gegen Geräusche, die als negativ eingestuft werden. Sie sind meist mit Angst, Scham oder Peinlichkeitsgefühlen auslösenden Erlebnissen verbunden. Eine entsprechende Therapie kann die Phonophobie auflösen.

Überkompensation von Hörstörungen

Unser Gehör passt sich ständig an unterschiedliche Lautstärken an. Das leise Ticken eines Weckers hören wir deshalb meist nur nachts. Ist diese Anpassung nicht möglich, kann sich eine Hörstörung als Kompensation bilden. Prof. Dr. G. Langner (Neuroacoustics, TU Darmstadt), erklärt dazu: »In ähnlicher Weise ›versucht‹ der Hörcortex bei Hörstörungen des peripheren Hörsystems, etwa bei geschädigten Haarzellen in der Cochlea, den Ausfall entsprechender Frequenzen zu kompensieren. Das ist vergleichbar mit dem Versuch eines Toningenieurs, die leise Stimme eines Redners durch Verstärkung auszugleichen. Dabei kann es zu akustischen Rückkopplungen kommen, die sich in Pfeifgeräuschen äußern.

Auch im Gehirn führen verminderte oder fehlende Erregungen oft zur Überkompensation, insbesondere an Flanken oder anderen kritischen Stellen von Höreinbrüchen. Die normalerweise entlang der Hörbahn und speziell im Cortex vorhandene Balance zwischen neuronaler Erregung und Hemmung wird gestört. Einige Nervenzellen erhalten zu wenig Hemmung und werden – wie durch ein externes Dauergeräusch – ständig erregt: Man hört einen Tinnitus. Eine naheliegende Methode der Tinnitusbekämpfung ist daher die Beseitigung oder Kompensation der Hörstörung, zum Beispiel durch ein Hörgerät.«

Bei Schwerhörigkeit kann durch einen fehlenden Ausgleich bei leisen oder lauten Tönen, der normalerweise im Innenohr stattfindet, eine Geräuschüberempfindlichkeit eintreten. Mehr dazu finden Sie unter »Hyperakusis« (S. 52–54).

Mittelohrentzündung

Husten, Schnupfen, Bronchitis – alle akuten und chronischen Atemwegsinfekte sowie vergrößerte Rachenmandeln sind die häufigsten Ursache, für eine Mittelohrentzündung. Erkältungen, Grippe oder Masern sollten nicht auf die leichte Schulter genommen werden, da die Viren und Bakterien über die Ohrtrompete ins Mittelohr gelangen und dort eine Entzündung der Schleimhaut und einen Paukenerguss verursachen können. Da die Ohrtrompete bei Kindern noch sehr eng ist, genügen schon kleinere Entzündungen, um sie zuschwellen zu lassen. Eiter und Entzündungsflüssigkeit können dann nicht mehr aus dem Mittelohr abfließen. Bei einer akuten Mittelohrentzündung wird das Trommelfell stärker durchblutet und sieht deshalb bei einer Ohrspiegelung rot aus. Häufig ist das Innenohr ebenfalls entzündet, wodurch Ohrgeräusche entstehen. Dieses »Ohrensausen« vergeht in der Regel mit der Entzündung. Ein ähnlicher Effekt kann bei einer chronischen Mittelohrentzündung auftreten, von der es zwei Formen gibt: die chronische Schleimhauteiterung und die chronische Knocheneiterung. In beiden Fällen kommt es zu einem Trommelfelldefekt beziehungsweise einer Trommelfellperforation, durch die Ohrgeräusche ausgelöst werden können.

Otosklerose

Der Ausdruck »Otosklerose« kommt aus dem Griechischen und bedeutet »Ohrverhärtung«. Als Folge von entzündungsähnlichen Umbauprozessen im Mittelohr versteift sich ein sonst bewegliches Gehörknöchelchen, der sogenannte Steigbügel. Dadurch wird die Beweglichkeit der Gehörknöchelchenkette eingeschränkt und die Schallübertragung gehemmt, wodurch sich eine langsam fortschreitende, schubweise auftretende Schwerhörigkeit entwickelt, die bis zur Taubheit gehen kann und häufig von Ohrgeräuschen begleitet ist. Umgangssprachlich wird dieser Hörverlust als Verkalkung bezeichnet. Otosklerose kommt selten vor. Durch eine Operation kann die Schwingungsfähigkeit der Gehörknöchelchen wiederhergestellt werden.

Morbus Menière

Plötzlich auftretender Schwindel, heftiges Erbrechen, Druck im Ohr, Hörverlust und Tinnitus, der meist wie ein Brummen klingt, sind die Kennzeichen von Morbus Menière. Vor allem die tiefen Töne können nur schlecht wahrgenommen werden. Während eines Anfalls können die Betroffenen nichts mit den Augen fixieren. Zwischen den Anfällen treten keine Beschwerden auf. Die Angst vor einem Anfall beeinträchtigt die Betroffenen stark in ihrem Lebensablauf.

Die Meinungen darüber, was Morbus Menière auslöst, gehen auseinander. Einige Ärzte sind der Überzeugung, dass die Erkrankung ausschließlich auf eine organische Ursache wie zum Beispiel eine überschießende Reaktion des Immunsystems zurückzuführen ist. Andere gehen davon aus, dass seelische Belastungen und Stress die Attacken auslösen. Letztlich ist die Frage, ob etwas eine »rein organische Ursache« hat oder psychosomatisch bedingt ist, eher eine Frage des Weltbildes als der Medizin. Denn mit der Definition einer körperlichen Ursache ist nicht geklärt, welche seelischen Abläufe dahinterstehen.

Etwa einer von 1000 Menschen ist von Morbus Menière betroffen. Wie bei vielen Krankheiten ist es hilfreich, genau über die Erkrankung

Bescheid zu wissen, sodass entsprechende Vorbereitungen oder Maßnahmen getroffen werden können. Operationen bringen häufig nicht den gewünschten Erfolg. Im Akutfall werden Medikamente gegeben.

Tubenfunktionsstörungen

Die Ohrtrompete (»Tube« von lat. *Tuba auditiva Eustachii)* stellt die Verbindung zwischen Mittelohr und Rachen her. Ihre äußerst wichtige Funktion besteht darin, das Mittelohr zu belüften. Beim Schluckvorgang wird die Ohrtrompete geöffnet, wodurch ein Luftdruckausgleich entsteht, bei dem der Druck im Mittelohr dem im Nasen-Rachen-Raum und damit dem Außendruck angeglichen wird. Durch diesen Ausgleich bleibt das Trommelfell beweglich. Bei Erkältungen, schnellen Luftdruckveränderungen wie beim Fliegen oder durch störende Polypen funktioniert der Tubenmechanismus nicht. Die Ohrtrompete ist verschlossen und das Hörvermögen stark eingeschränkt. Alle Laute sind dumpf, man hört nur schwer und hat ein Druckgefühl in den Ohren, als sei Wasser darin. Oft sind ein Rauschen oder andere Geräusche zu hören, die sowohl durch einen gestörten Schließ- als auch durch einen gestörten Öffnungsmechanismus hervorgerufen werden können. Nach dem Schnupfen klingt im Normalfall auch die Schwerhörigkeit wieder ab. Anhaltende Tubenfunktionsstörungen führen zu Mittelohrentzündungen, Ergüssen in der Paukenhöhle (dem Teil des Mittelohrs, in dem sich die Gehörknöchelchen befinden) bis hin zu Knocheneiterungen. Die so entstehenden Geräusche sind noch kein echter Tinnitus, sondern Begleiterscheinungen der Funktionsstörung.

Bei Kindern können ein Dauerschnupfen (Tubenkatarrh) oder andere Beeinträchtigungen des Hörvermögens die Sprachentwicklung verzögern, und auch bei Erwachsenen entstehen Wahrnehmungsstörungen. Es ist deshalb sinnvoll, nicht nur beim Fliegen oder Tauchen, sondern auch bei Erkältungen – soweit möglich – für einen mechanischen Druckausgleich zu sorgen. Verschließen Sie dazu die Nase fest mit Daumen und Zeigefinger, holen Sie tief Luft und tun Sie so, als ob sie durch die Nase ausatmen wollen. Der sich aufbauende Luftdruck in den Tuben bewirkt, dass die »Ohren knacken«, das heißt die Tuben öffnen sich, das dumpfe Hören wird klarer und eventuelle Geräusche verschwinden. Bei stärkerer Erkältung oder Tubenfunktionsstörung gelingt das allerdings nicht. Zeigen Sie auch Ihrem Kind diese einfache Selbsthilfemethode.

Herz-Kreislauf-Erkrankungen, hoher und niedriger Blutdruck

Ohrgeräusche können durch verschiedene Herz-Kreislauf-Erkrankungen entstehen. Das Blut strömt dann zu schnell oder zu langsam durch das Herz und die Blutgefäße, oder es gibt Behinderungen im Strömungsverlauf. Die Folge sind pulsierende oder pulssynchrone Geräusche, die als Tinnitus wahrgenommen werden. Die Geräusche hören normalerweise auf, wenn die Ursache behandelt wurde.

So kann ein zu hoher Blutdruck ein Rauschen oder Pulsieren in den Ohren erzeugen, als ob man unter Wasser getaucht wäre. Ähnliche Effekte kann vermutlich auch ein zu niedriger Blutdruck hervorbringen. Eine mögliche Bestätigung dieser Annahme ist, dass Patienten unter Narkose oft mit einer Senkung des Blutdrucks reagieren, wobei manchmal Ohrgeräusche als Nebenwirkung auftreten. Außerdem berichten Betroffene zum Beispiel, dass nach der Einnahme von Mitteln, die den Blutdruck drastisch senkten, ein pulssynchrones Rauschen auf einem Ohr auftrat. Geräusche können auch als Folge von Blutgefäßtumoren und Fehlbildungen von Blutgefäßen, wie zum Beispiel Aneurysmen, und von Herzklappenfehlern auftreten.

Stoffwechselkrankheiten

Wenn dem Körper wichtige Substanzen fehlen oder er zu viele davon produziert, speichert oder zugeführt bekommt, geraten Körperabläufe aus dem Gleichgewicht, wodurch Stoffwechselkrankheiten entstehen. Die häufigsten sind Diabetes mellitus (Zuckerkrankheit als Folge einer Störung des Kohlenhydratstoffwechsels), Gicht, Schilddrüsenüber- oder -unterfunktion, eine Hypercholesterinämie und Über- oder Untergewicht durch eine Störung des Fettstoffwechsels. Ein chronischer Tinnitus kann durch diese Erkrankungen verstärkt werden.

Multiple Sklerose

Die Multiple Sklerose ist eine Erkrankung des zentralen Nervensystems. Wie auch einige andere neurologische Erkrankungen kann sie mit Ohrgeräuschen verbunden sein. Irgendwann im Laufe der Erkrankung verlieren viele MS-Patienten für eine gewisse Zeit die Fähigkeit, Stille wahrzunehmen. Meist verschwinden die Geräusche wieder, aber die Angst vor einer Rückkehr bleibt, weshalb es sinnvoll ist, sich in beschwerdefreien Phasen mit unterstützenden Entspannungs- und Ablenkungsmethoden zu beschäftigen. Sie bieten nicht nur eine Vorbereitung auf eine Wiederholung, sondern helfen ganz allgemein, das seelische Gleichgewicht zu stabilisieren.

Nierenerkrankungen

Störungen im Bereich der Nieren und der Blase können mit Ohrgeräuschen verbunden sein. Aus Sicht der Traditionellen Chinesischen Medizin (TCM) sind die Nieren der Ausgangspunkt der Lebenskraft, was übrigens auch Hildegard von Bingen so sah. Die Nieren und ihre Meridiane sind wesentlich an einer Vielzahl von lebenswichtigen Vorgängen im Körper beteiligt. Sie steuern die Fortpflanzung und Regeneration (Hildegard von Bingen war der Ansicht, schwache Nieren würden den Alterungsprozess beschleunigen), die Regulierung von Körperflüssigkeiten, die Funktion der Gelenke, vor allem bei Hüfte und Knie, die Ohrenfunktion, den Haarwuchs und viele Gehirnfunktionen. Aus diesem Grund kann Tinnitus die Folge einer Nierenschwäche oder Nieren-Blasen-Schwäche sein, wie sie durch eine Überforderung des Organismus entsteht, zum Beispiel durch Krankheiten, Stress, falsche Ernährung, Alkohol und Medikamente.

Medikamente: Tinnitus als Nebenwirkung

Einige Medikamente können Tinnitus auslösen oder die Ohrgeräusche verschlimmern. Bei manchen Wirkstoffen verlieren sich die Geräusche in der Regel nach dem Absetzen wieder.

Der schwedische Arzt Konrad Konradsson, Leiter der Abteilung für Audiologie des Academic Hospital in Uppsala, Schweden, warnt vor allem vor dem unkontrollierten Gebrauch von gängigen Schmerzmitteln auf der Basis von Acetylsalicylsäure: »Wer bereits an Tinnitus leidet, sollte dies seinem Hausarzt mitteilen. Dadurch ist der Arzt in der Lage, bei der Verschreibung von Medikamenten Rücksicht auf das Ohrengeräusch zu nehmen.« Auch wer nicht an Tinnitus leidet, sollte aufmerksam beobachten, ob sich Veränderungen einstellen, und umgehend einen Arzt konsultieren, so Konradsson.

Folgende Medikamente können Tinnitus auslösen:

- Acetylsalicylsäure (zum Beispiel Aspirin, ASS) in hoher Dosierung (mehr als 1g pro Tag)
- Antibiotika, die Aminoglykoside enthalten. Sie werden zum Beispiel bei Harnwegsinfektionen, Tuberkulose, Hirnhautentzündung (Meningitis), Herzinnenhautentzündung (Endokarditis), Lungeninfektionen (Pseudomonas aeruginosa) und Bindehautentzündung eingesetzt.

- Antibiotika, die Makrolide enthalten. Sie werden zum Beispiel bei Nasennebenhöhlenentzündung, akuter Bronchitis, Magenschleimhautentzündung, Blutvergiftung, Mittelohrentzündungen, Mandelentzündung, Scharlach, Hautinfektionen (Akne) und bestimmten schweren Formen der Lungenentzündung verabreicht.
- Antibiotika, die Vancomycin enthalten. Sie werden zum Beispiel bei Magen-Darm-Infektionen und bei der Behandlung von schweren Infektionen, die gegen andere Antibiotika resistent sind, eingesetzt.
- Malariamittel wie Chinin oder Chinidin, die in hoher Dosis und über einen längeren Zeitraum eingenommen werden.
- Betablocker
- Chemotherapeutika (Krebsbehandlung)
- Diuretika (entwässernde Mittel)
- Antidepressiva
- Verhütungsmittel (in seltenen Fällen)

Ernährungsfehler und Mangelzustände

Einige Nahrungsmittel und Getränke wirken sich vor allem in größeren Mengen bei manchen Tinnitus-Betroffenen ungünstig aus. Dazu gehören Zucker, Salz und Schokolade sowie Getränke, die Alkohol, Koffein oder Tein enthalten. Sie haben einen aktivierenden Einfluss auf das Nervensystem und können die Nervensignale des Tinnitus zusätzlich verstärken. Eine ähnliche Wirkung kann von stark gewürzten Speisen und dem Geschmacksverstärker Glutamat ausgehen.

Es kann sinnvoll sein, Kaffee, Tee, Cola und Süßes eine Zeit lang zu vermeiden und zu schauen, ob sich etwas an den Geräuschen ändert. Wenn Sie dann wieder damit beginnen, müsste sich der Tinnitus wieder verstärken, falls ein Zusammenhang besteht. Da die Tinnitusbelastung für sich genommen schwankt, kann es schwierig sein, mit

Gewissheit sagen zu können, ob die veränderte Ernährungsweise etwas bringt. Es braucht oft mehrere Versuche. Um in der Diätzeit sicher sein zu können, dass man zum Beispiel keinen Kaffee beziehungsweise Koffein zu sich nimmt, müssen auch Produkte wie Energiedrinks weggelassen werden.

Ein **Magnesiummangel** wird ebenfalls mit Tinnitus, Geräuschempfindlichkeit (Hyperakusis) und einem höheren Risiko, einen Hörverlust durch Lärm zu erleiden, in Verbindung gebracht. Der Körper kann Magnesium nicht selbst herstellen, es ist aber für den Organismus unentbehrlich und zählt deshalb zu den essenziellen (lebensnotwendigen) Stoffen.

Das Mineral ist an vielen Körperfunktionen beteiligt. Es unterstützt unter anderem die Herzfunktion, den Verdauungstrakt, die Nervenbahnen sowie den Knochen- und Muskelaufbau. Ein Mangel kann sich durch Wadenkrämpfe, Muskelschwäche, innere Unruhe und Nervosität, Kopfschmerzen und Schlafstörungen bemerkbar machen. Ein ausgeglichener Magnesiumspiegel schützt also nicht nur das Innenohr. Weitere Informationen über die Wirkung von Magnesium bei Tinnitus finden Sie unter »Naturheilmittel, Vitamine und Mineralien« (S. 168 f.) und »Magnesium und Zink« (S. 169).

Orthomolekulare Medizin

> *»Orthomolekulare Medizin ist die Erhaltung der Gesundheit und die Behandlung von Krankheiten durch Veränderung der Konzentration von Substanzen im menschlichen Körper, die normalerweise im Körper vorhanden und für die Gesundheit erforderlich sind.«*
> *Linus Pauling*

Von dem griechischen Arzt Hippokrates stammt das bekannte Zitat: »Deine Nahrung soll deine Medizin sein.« Alte Heilsysteme wie der Ayurveda, die Traditionelle Chinesische Medizin und die Ernährungslehre der Hildegard von Bingen fußen auf diesem Grundsatz. Die orthomolekulare Medizin ist ein heilkundliches System, das sich den Bestandteilen der Nahrung in den Auswirkungen widmet.

Mit ihren Erkenntnissen und Ernährungsempfehlungen zu Tinnitus geht die orthomolekulare Medizin ebenfalls in die weiter oben beschriebene Richtung. Anteile in der Nahrung, welche die Fließeigenschaften des Blutes verändern, können eine günstige beziehungsweise ungünstige Wirkung auf die Durchblutung des Innenohrs haben, wie zu viele gesättigte Fettsäuren. Auch zuckerhaltige Speisen beeinträchtigen das Hörvermögen. Sie bewirken die Ausschüttung von Adrenalin, wodurch sich die Blutgefäße im Innenohr zusammenziehen. Ein hoher Blutzuckerspiegel wie bei Diabetes mellitus schädigt die Blutgefäße. Der Zucker reagiert mit einer Reihe von Aminosäuren in der Zellschicht im Innern der Blutgefäße, wodurch sich der Durchmesser der Blutgefäße verringert und die Durchblutung erschwert.

Der Heilpraktiker Paul Mohr empfiehlt verschiedene Vitamine und Enzyme, die die Fließeigenschaften des Blutes verbessern :

- Vitamin E in einer Dosierung von 400 mg pro Tag
- Vitamin A wirkt schützend auf die Gewebezellschichten, auch auf die Sinneszellen des Innenohrs. Vitamin E und A sollten zusammen eingenommen werden.
- Vitamin C in einer Dosierung von 1000 mg pro Tag und 100–150 g Rutin
- Vitamin D, Kalzium, Zink und Mangan
- Enzympräparate

Die orthomolekulare Medizin ist in *Burgersteins Handbuch Nährstoffe* von Lothar Burgerstein et al. umfassend dargestellt.

Strahlenbelastung

Die Auswirkungen der Strahlenbelastung durch Mobilfunk, Mikrowellen, WLAN und andere Quellen werden intensiv diskutiert. Dass Strahlung einen negativen Einfluss auf den menschlichen Körper haben kann und unter entsprechenden Bedingungen auch hat, ist nachgewiesen und steht außer Frage.

Ob Strahlenbelastung auch Tinnitus auslöst, ist angesichts der Tatsache, dass Ohrgeräusche wesentlich älter sind als Handys, Computer und Internet, nicht eindeutig geklärt. Schon in der Antike waren Tinnitus-Fälle bekannt. Wie Sie im Abschnitt »Das Insekt im Ohr« (S. 17–19) lesen können, erklärte der römische Kaiser Titus, »ein Wurm bohre und brumme in seinem Kopf«, und Ludwig van Beethoven sagte: »… nur meine Ohren, die sausen und brausen Tag und Nacht fort (…) Ich bringe mein Leben elend zu.« Die heutige Strahlung kann also nur ein weiterer, möglicher Auslösefaktor für Tinnitus sein.

Auf einem anderen Blatt steht, wie sich Strahlung auf einen Menschen mit bestehendem Tinnitus auswirkt. Wer ein wenig sensibel ist, wird auch ohne Ohrgeräusche nach einem längeren Telefonat oder häufigerem Telefonieren mit einem schnurlosen Telefon oder Handy eine eher unangenehme, schwächere oder stärkere Wirkung im Ohr spüren. Auch sogenannte DECT-Telefone sind davon nicht ausgenommen. Es ist also sicher sinnvoll, sich dieser Art von Strahlung möglichst wenig auszusetzen. Allerdings gilt das auch für schnurlose Telefone am Arbeitsplatz, WLAN-Router und dergleichen mehr – und zwar generell und nicht nur bei Tinnitus, der verstärkt werden kann. Zur Strahlenbelastung gibt es zahlreiche Bücher und Informationen im Internet, die das Thema umfassend bearbeiten.

Tinnitus als Alarmsignal der Seele

Psychosomatische Ursachen

> *»Wir sprechen von der Seele, aber mit unseren sinnlichen Organen können wir sie nicht wahrnehmen. Wir sehen sie nicht – wir hören sie nicht – wir riechen, schmecken und fühlen sie nicht. Die Seele aber ist etwas, was das Leben dessen ausmacht, was wir sehen – riechen – schmecken – fühlen. Sie ist die eigentliche Substanz dessen, was erscheint.«*
> *Hellmut Wolff*

Unsere seelischen und körperlichen Vorgänge bilden eine Einheit und beeinflussen sich ständig wechselseitig. Die Psychosomatik (von altgriechisch *psyche* für Atem, Hauch, Seele und *soma* für Körper) ist der Bereich der Medizin, der sich dem Ausdruck seelischer Vorgänge in Form von körperlichen Symptomen widmet mit der Frage: Was soll mit einem Symptom oder einer Krankheit gezeigt werden? Worauf soll hingewiesen werden?

Alles, was wir fühlen, löst Reaktionen im Körper aus, auch wenn wir bei Weitem nicht alle bemerken. Umgekehrt bewirken körperliche Veränderungen andere Gefühle. Freude und Angst lassen das Herz »höher« schlagen, aber ebenso ein strammer Fußmarsch oder Jogging. Eine zusammengesunkene Haltung macht uns defensiv, müde oder sogar deprimiert; eine aufrechte Haltung stärkt den Mut und die Entschlusskraft. Der Zusammenhang zwischen Körper und Seele hat sich vielfach in der Sprache niedergeschlagen. Wir sprechen davon, dass »wir uns etwas zu Herzen nehmen«, »uns etwas auf den Magen schlägt«, »uns eine Laus über die Leber gelaufen ist« oder »uns etwas an die Nieren geht«.

Unser Inneres spricht eine ganz eigene Sprache. Es teilt sich uns über Gefühle, Bilder, Assoziationen und unwillkürliche Reflexe mit, die es auslöst. Unverarbeitete Erlebnisse, Ängste, Sorgen und Belastungen, die wir ignorieren, um unserem Alltag und unseren Pflichten nachkommen zu können, finden oft keinen anderen Weg als über Symptome. Die Seele zeigt über den Körper, was ihr fehlt und was sie braucht. Aus diesem Grund ist es nicht korrekt zu fragen: »Was haben Sie?«, sondern: »Was fehlt Ihnen?« oder: »Was brauchen Sie?«

Aus dieser Sicht kann Tinnitus als ein hörbares Zeichen seelischer Nöte verstanden werden. Eine überfordernde Lebenssituation vor allem bei gleichzeitigem Anspruch, ihr gewachsen sein zu müssen, Krisen, Traumata, der Verlust eines wichtigen Menschen – all dies kann ein inneres Alarmsignal auslösen. Es wird besonders dann gebraucht, wenn ein Mensch sich nicht die Zeit und den Raum nimmt, um diese Erlebnisse zu verarbeiten – es sich vielleicht nicht »wert« ist, oder wenn er sich generell den damit verbundenen Gefühlen nicht stellen will. Auch ungelöste innere Konflikte und Widersprüche können sich so Gehör verschaffen. Laut Umfragen fällt Tinnitus überdurchschnittlich häufig mit einem psychischen Trauma zusammen. Mehr als zwei Drittel der Tinnitus-Patienten klagen über Stress und Überforderung. Wenn die Seele gesundet, verbessert sich auch der Tinnitus oder verschwindet ganz.

Nur bei einer geringen Anzahl von Menschen mit Tinnitus werden körperliche Ursachen gefunden wie Kieferfehlstellungen, Wirbelsäulenprobleme oder entsprechende Erkrankungen. Aus »mechanischer« Sicht genügt es, diese körperlichen Probleme zu lösen, und tatsächlich verschwinden die Ohrgeräusche oft durch eine Zahnschiene oder andere Behandlungen. Für diejenigen, die ihr Leben tiefer verstehen möchten, kann es sinnvoll sein, sich über mögliche seelische Hintergründe Gedanken zu machen, die zu den Kiefer- oder anderen Problemen geführt haben. Wenn eine Kieferfehlstellung nicht angeboren, sondern erworben ist, stellt sich die Frage, warum sie entwickelt wurde. Wirbelsäulenfehlhaltungen, Diabetes, Schwindelanfälle entstehen nicht aus dem Nichts. Den verschlungenen Pfaden der eigenen Lebensgeschichte nachzugehen, kann schmerzhaft sein, fördert immer Überraschendes zutage und kann den Boden für eine grundlegende Veränderung in wichtigen Bereichen legen. Wenn Ihr Tinnitus das Symptom einer körperlichen Problematik ist und diese Problematik wiederum Ausdruck eines belastenden seelischen Vorgangs, kann der Tinnitus zurückkommen oder sich ein anderer körperlicher Ausdruck – ein Symptom – einstellen. Damit ist das Symptom, das etwas zeigen will, nur verschoben, die Ursache weder geklärt noch behoben. Dass Methoden wie die Cranio-Sacral-Therapie, Qigong, Tai-Chi und auch Teile der Musiktherapie helfen, mag auch an der Zuwendung zu sich selbst und dem eigenen Körper liegen, die sie mit sich bringen. Wer die Qigong-Übungen nur mechanisch absolviert, ohne in Kontakt mit sich zu gehen, wird kaum erfolgreich sein.

Der oben zitierte Philosoph und Mystiker Hellmut Wolff sagte in einem Vortrag über die Seele weiter: »Die Seele des Menschen ist die eigentliche Substanz des existenten Menschen. Der Mensch – ein geistiges Wesen mit einem Leibe bekleidet – hat in der Seele seinen zeitlichen Geist.« Vielleicht ist es sinnvoll, Symptome wie den Tinnitus und Erkrankungen auch aus spiritueller oder religiöser Sicht zu betrachten: nicht als eine Strafe, sondern als eine Botschaft, die vermitteln möchte, wonach unsere Seele hungert.

Der seelische Hintergrund von Symptomen und Krankheiten

> *»Seine Krankheit zu erkennen, ist der erste Weg zur Heilung.«*
> *Lucius Annaeus Seneca*

Oft schon lange bevor wir etwas sehen, riechen oder gar tasten können, dringen Geräusche an unsere Ohren und machen uns auf etwas aufmerksam. Im Sinne des Überlebens haben die Ohren daher eine besondere Bedeutung. Eine »lautlose Gefahr« wird oft als besonders bedrohlich empfunden, ein Zusammenhang, der in Thrillern und Horrorfilmen genutzt wird. Der Überlebenstrieb des Menschen ist verbunden mit der Fähigkeit, sich zu behaupten und durchzusetzen. Häufiger als um das nackte Überleben geht es im Leben der meisten Menschen darum, ihren Platz im Leben einzunehmen und zu behaupten. Oft ist das mit Ängsten und Stress oder hohen Leistungsanforderungen verbunden.

Schon kleine Kinder versuchen, sich auf ihre Weise durchzusetzen. Ebenso wie Erwachsene wollen sie manchmal »nicht hören« und »nicht gehorchen«, nicht dem folgen, was andere von ihnen wollen. Aus psychosomatischer Sicht ist Mittelohrentzündung eine klassische Krankheit, die aus diesem Konflikt entsteht. Ohrprobleme werfen die Frage auf, »wem wir unser Ohr nicht leihen wollen« oder »was wir nicht mehr hören können« und nicht mehr hereinlassen wollen. Das Ohr beinhaltet auch unser Gleichgewichtsorgan. Kommt Schwindel hinzu, besteht im wörtlichen Sinn ein Gleichgewichtsproblem – es ist etwas aus dem Gleichgewicht geraten. Wenn Sie unter Tinnitus leiden und schon alles Mögliche ohne Erfolg ausprobiert haben, kann es sinnvoll sein, woanders zu suchen. Es mag gut sein, einmal nach innen zu horchen. Stellen Sie sich die magische Frage, mit der schon der Gralsritter Parzival den kranken König Amfortas heilte: »Was fehlt dir?«

Was fehlt Ihnen? Oder umgekehrt: Was brauchen Sie?

Der verdeckte Gewinn – ein Gedankenexperiment

Lehnen Sie sich einen Augenblick zurück und öffnen Sie sich für die Möglichkeit, Ihr Leben und Ihren Tinnitus einmal aus einer anderen Perspektive zu betrachten. Es ist nur ein Gedankenspiel, aber es mag sein, dass dieses Spiel Ihnen interessante und weiterführende Einsichten eröffnet. Auf den ersten Blick mag die Frage unsinnig klingen: Könnte es sein, dass Ihr Tinnitus Ihnen einen Vorteil bietet, den Sie allerdings teuer bezahlen? Wenn wir eine Situation aufrechterhalten, obwohl sie uns stört oder wir sie beklagen, ist davon auszugehen, dass sie uns auch etwas gibt. Sie enthält einen »verdeckten Gewinn« – eine Seite, die etwas bietet, das wir letztlich noch mehr wollen, als das Negative zu verändern. Auch bei Symptomen und Erkrankungen kann das so sein, nur ist der Vorteil in diesen Fällen oft noch schwieriger zu entdecken als in anderen Situationen, da kaum ein Mensch freiwillig krank ist und bewusst einen Vorteil darin sieht.

Nicht umsonst lautet eines der vielen Sprichwörter, die sich um den Baum ranken: »Wir sind nicht aus einem Holz geschnitzt.« Unsere inneren Wesensanteile bilden keine vollkommene Harmonie, sondern verhalten sich mehr wie eine Parlamentsrunde, bei der manche viel und laut tönen, andere kaum hörbar sind und mal Einmütigkeit, dann Widerspruch herrscht. Manche Mitglieder der Runde stehen lebenslang im Konflikt. Sie brauchen immer wieder Aufmerksamkeit und ein Konfliktmanagement. Einfacher ausgedrückt heißt das, wir müssen lernen, mit uns umzugehen und mit unseren Wenns und Abers zu leben.

Falls es einen verdeckten Gewinn hinter Ihrem Tinnitus gibt, mag ein »Parlamentsmitglied«, zum Beispiel dasjenige, das für Warnungen zuständig ist, einen größeren Vorteil darin sehen, Sie mit den Ohrgeräuschen zu traktieren (als medizinisches Bild: die entsprechenden Hirnareale anzuheizen), als Sie in Ruhe so weitermachen zu lassen wie bisher. Vielleicht sieht dieses »Mitglied«, dieser Teil in Ihnen, dass Sie sich zwar aus bestimmten Vorstellungen und Gefühlen heraus zu immer mehr Leistung antreiben, noch länger abwarten oder immer noch schweigen und schon gar nicht mehr können und wollen und immer noch weitermachen – und schießt mit einem

Symptom oder einer Krankheit quer. Auch wenn diese Methode uns nicht begeistert, ist das doch wohl die klügere Instanz in uns. In Abwandlung eines alten Sprichworts lässt sich hier sagen: Wenn wir nicht auf uns hören, müssen wir wenigstens fühlen. Bei Tinnitus mag der Satz lauten: Wenn wir nicht fühlen wollen (wie es uns wirklich geht), müssen wir (nach innen) hören.

Ein Beispiel: Viele sehr sensible Menschen, die gleichzeitig viel von sich erwarten, setzen sich nicht durch. Sie ziehen nicht wirklich die Konsequenzen, wenn eine Lebenssituation sie ernsthaft überfordert oder unerträglich geworden ist. Sie klammern sich an das Prinzip Hoffnung, das jedes Mal aufflackert, wenn die Situation, wie es dem natürlichen Verlauf entspricht, vorübergehend auch einmal angenehmere Seiten aufweist. Jeder Mensch, auch die Empfindsamen, Liebevollen kennen Wut, Ärger, Groll, die ihren Weg nach draußen suchen. Das Bedürfnis, sich Luft zu machen, sich zu befreien, Druck abzuschütteln, nicht mehr einfach zu »funktionieren«, ist eine starke Energie, die, wenn sie gestaut ist, den inneren Menschen flutet und sich in Symptomen und Erkrankungen Auslass verschaffen kann.

Wenn Sie sich nicht trennen, obwohl alles dafür spricht, wenn Sie sich aufopfern, obwohl Sie wissen, dass Sie sich schaden, wenn Sie eine Situation ertragen, obwohl diese nicht erträglich für Sie ist, gibt es immer etwas, das Ihnen noch wichtiger ist, als die Situation zu ändern. Sie erfüllen sich ein noch wesentlicheres Bedürfnis. Vielleicht haben Sie Angst vor dem Alleinsein, leiden unter Existenzängsten oder glauben, Sie würden es allein nicht schaffen, deshalb bleiben Sie. Falls Sie dazu neigen, sich aufzuopfern, ist das möglicherweise Ihr Weg, Anerkennung zu bekommen, ein guter Mensch zu sein oder andere an sich zu binden.

Wichtig ist, sich klarzumachen, dass auch dann meist irgendein Gewinn dahinter steht, wenn ein Mensch sich gegen seine Interessen zu verhalten scheint oder sogar ein selbstschädigendes Verhalten an den Tag legt. Der Gewinn kann zum Beispiel darin liegen, dass etwas vermieden wird, wovor man noch größere Angst hat als vor dem, was jetzt ist. Aufopferung, sich kleinmachen, sich aufgeben, auf wichtige Dinge verzichten, Krankheit, all das sind Verhaltensweisen, bei denen ein Mensch vordergründig etwas verliert, bei genauer Betrachtung aber auch etwas gewinnt, von dem er glaubt, er würde es nur so bekommen. Krank oder depressiv zu sein, kann davor bewahren, verlassen zu werden; sich unterzuordnen bewahrt vor Verantwortung; ein Workaholic zu sein davor, sich Gefühlen stellen zu müssen.

Welcher verdeckte Gewinn könnte hinter Ihren Ohrgeräuschen stehen? Worauf macht er Sie aufmerksam? Was war in Ihrem Leben, als die Geräusche auftraten? Wie haben Sie gefühlt, was gedacht? Gab es eine belastende Situation, aus der Sie keinen Ausweg sahen?

Vielleicht gibt es keinen verdeckten Gewinn. Im Falle des tauben Komponisten Ludwig van Beethoven, der nichts hörte außer seinen Ohrgeräuschen, ist ein solcher Gewinn schwer vorstellbar. Nicht alles lässt sich erklären. Vor allem sollten nicht alle Dinge einfach in ein Erklärungsmodell hineingezwungen werden, denn vielleicht gibt es Zusammenhänge, die noch nicht berücksichtigt sind. Dennoch: Machen Sie einmal dieses Gedankenexperiment. Fragen Sie sich: Was wäre, wenn es einen verdeckten Gewinn hinter meinem Tinnitus gäbe? Wie könnte er aussehen? Und wie könnte ich diesen Gewinn auch anders bekommen? Was wäre anders, wenn es einen solchen Gewinn geben sollte? Was würde sich ändern?

Stress

Ein voller Tag. Gut, dass ich endlich zu Hause bin. Eigentlich würde ich mich am liebsten ausruhen, aber da ist noch eine ganze Menge Post. Die Wäsche muss ich auch noch aufhängen. Ich bin ganz schön hungrig. Telefon … soll ich drangehen? Ich höre lieber den Anrufbeantworter später ab. Jetzt erst mal was kochen …

Haben Sie zu viel um die Ohren? Drehen sich Ihre Gedanken oft auch nachts im Kreis? Je angestrengter wir sind, desto schneller dreht sich das Gedankenkarussell in unserem Kopf. Es ist ein Zeichen für Stress, und es erzeugt Stress. Bei dieser sich selbst verstärkenden Spirale lässt sich nicht mehr unterscheiden, »wer das Huhn ist und wer das Ei«.

Innerhalb der biologischen Entwicklung des Menschen hat Stress eine natürliche Funktion: Durch die Ausschüttung von Stresshormonen wie Cortisol und Corticosteron im Organismus wird die Aufmerksamkeit und Anspannung erhöht, um in Gefahrensituationen schnell reagieren zu können. Der Körper entwickelt spontan eine größere Leistungsfähigkeit, auch in geistiger Hinsicht. Bei gesundem, positivem Stress (»Eustress«) wird das Hormonsystem nach kurzer Zeit wieder heruntergefahren. Der Organismus kommt zur Ruhe. Die zur Verfügung gestellte Energie wird sinnvoll genutzt – um Gefahren und Herausforderungen zu begegnen oder anspruchsvolle Aufgaben zu bewältigen. Eustress entsteht nicht durch Überforderung oder Depression. Nach Phasen, in denen wir hochaktiv und durch Eustress motiviert waren oder Gefahren erfolgreich begegnet sind, können wir gut schlafen.

Im Gegensatz dazu steht der negative Stress (»Disstress«). Auch hier wird Hochleistungsenergie zur Verfügung gestellt, es gibt jedoch keine Möglichkeit, sie positiv zu nutzen. Anstatt Energie freizusetzen, wird die Leistungsfähigkeit gehemmt oder blockiert. Die Stresshormone können nicht abgebaut werden und führen zu körperlichen und gesundheitlichen Beeinträchtigungen. Schlafstörungen, Nervosität, Kopfschmerzen, hoher Blutdruck, Depressionen, Ängste, aber auch Asthma, Tinnitus und andere Erkrankungen können durch chronischen Stress entstehen.

Stress ist der wohl häufigste Auslöser von Tinnitus. Das zeigt sich auch daran, dass die Ohrgeräusche sich oft in stressfreien Zeiten wie zum Beispiel im Urlaub bessern. Außerdem trägt Stress dazu bei, dass ein bestehender Tinnitus aufrecht erhalten wird. Die Ohrgeräusche selbst bringen für die Betroffenen Stress mit sich, nicht nur seelisch, denn Tinnitus stresst ganz konkret die Nervenzellen. Stress steigert bei chronischem Tinnitus die Intensität, mit der die Geräusche erlebt werden. Um Tinnitus sinnvoll zu behandeln, ist es deswegen ausgesprochen wichtig, Stress abzubauen. Dazu gehört eine Entschleunigung – alle Tätigkeiten müssen langsamer ausgeführt werden. Wichtig ist auch, auf die Atmung zu achten, da Menschen unter Stress dazu neigen, nicht tief genug ein- und nicht intensiv genug auszuatmen. Die Luft wird nur im oberen Bereich des Körpers bewegt. Der berühmte »tiefe Atemzug« setzt eine ebenso tiefe Ausatmung voraus. Nur leere Lungen können genügend Luft aufnehmen. Bewusstes Musikhören, sich an positive Erlebnisse erinnern, Gefühle aller Art offen ausdrücken und körperliche Bewegung vor allem in der Natur wirken dem Stress entgegen und zählen zu den gängigen Hilfsmitteln bei Tinnitus.

Stress hängt mit der Funktion des vegetativen Nervensystems zusammen, das wir im Normalfall nicht durch unseren Willen beeinflussen können. Yogis haben gezeigt, dass es zum Beispiel möglich ist, den Herzschlag zu verlangsamen. Mithilfe von Methoden wie dem autogenen Training können wir einen gewissen Einfluss auf das vegetative Nervensystem nehmen, doch das können wir nicht »aus dem Hut zaubern« – es muss gelernt und geübt werden. Stressreaktionen können deshalb nicht einfach mit dem Willen beeinflusst werden.

Das vegetative Nervensystem besteht aus zwei Teilen, dem Sympathikus, der aktivierend wirkt, und dem Parasympathikus, der eine beruhigende und entspannende Wirkung hat. Bei einer Übererregung des Nervensystems schlägt das Herz schneller bis hin zum Herzrasen, der Blutdruck steigt. Beklemmende Gefühle in der Brust oder Angst stellen sich ein, der Magen verkrampft sich, die Muskeln spannen sich an, und wir beginnen zu zittern oder zu schwitzen. Weitere Merkmale sind der berühmte »Kloß im Hals«, Schwindel, Atemnot oder Hyperventilation, Bauchschmerzen und Durchfall oder Verstopfung. Tritt eine akute Stresssituation auf, stellen sich diese Symptome mehr oder weniger stark ein und verschwinden wieder, nachdem sich die Lage entspannt hat. Sie können jedoch auch latent als Dauerstress durch ein ständig hochgefahrenes vegetatives Nervensystem auftreten, wodurch wir immer weniger belastbar, reizbarer, nervöser und unausgeglichener werden.

Immer mehr Menschen leiden unter einem »Burn-out«, was bedeutet, dass Körper und Seele völlig aus dem Gleichgewicht sind. Menschen mit starkem Tinnitus stehen so massiv unter Druck, dass sich massive Erschöpfungsphasen einstellen, in denen sie sich entweder depressiv fühlen oder einen Burn-out haben. Sie sind körperlich, seelisch und geistig ausgebrannt, leiden unter Erschöpfung und sind kaum leistungsfähig. Das permanent hochgefahrene Stresssystem des Körpers muss beruhigt und regeneriert werden.

Der richtige Umgang mit Stress und die Fähigkeit zu entspannen sind essenziell für die Lebensqualität jedes Menschen. Wir alle brauchen ein gewisses Maß an (Eu-)Stress. Auch bei Tinnitus kann es nicht darum gehen, sich übertrieben zu schonen und ein Krankheitsbewusstsein zu füttern. Zu viel an Schonung verschlimmert den Tinnitus und ebenso den Stress. Zu wenig tut das Gleiche.

Ein Ausflug in die komplexen Strukturen des Gehirns

»Ich glaube, dass das Gehirn eine sehr große Macht im Menschen besitzt ... Die Menschen müssen ferner wissen, dass von nirgendwo anders her Freude und Frohsinn, Lachen und Scherzen kommen als daher, woher auch Trauer und Kummer, Missmut und Weinen herrühren.«
Hippokrates

Das Phänomen Tinnitus wird im Gehirn erlernt und spielt sich dort ab. Um Tinnitus zu verstehen, ist es sinnvoll, zumindest einen Eindruck von dem Aufbau des hochkomplexen Systems Hirn zu haben.

Vereinfacht lässt sich das Gehirn in vier Hauptbereiche aufteilen:

- Das Großhirn mit der Gehirnrinde (Cortex)
- Das Kleinhirn
- Das Zwischenhirn
- Der Hirnstamm

Das **Großhirn** besteht aus zwei Hemisphären, die durch einen tiefen Einschnitt voneinander getrennt sind. Ein dicker Nervenstrang, der sogenannte Balken, verbindet die beiden Gehirnhälften. Auf der Oberfläche des Großhirns befindet sich die **Großhirnrinde** (Cortex cerebri, Pallium). Sie enthält rund 14 Milliarden Nervenzellen (Neuronen) und noch weitaus mehr Gliazellen, welche die Neuronen unterstützen und ernähren. Die Großhirnrinde ist der Teil des Großhirns, der für bewusste Vorgänge und kognitive Prozesse zuständig ist. Hier planen wir unser Handeln und führen Bewegungen willkürlich aus. Nach innen schließt sich die weiße Substanz des **Großhirnmarks** an. Sie wird von den Fortsätzen der Nervenzellen gebildet.

Die Zellen des Gehirns bilden bis zu 10 000 Synapsen – Kontaktstellen, deren Aufgabe es ist, die Nervenzellen untereinander sowie

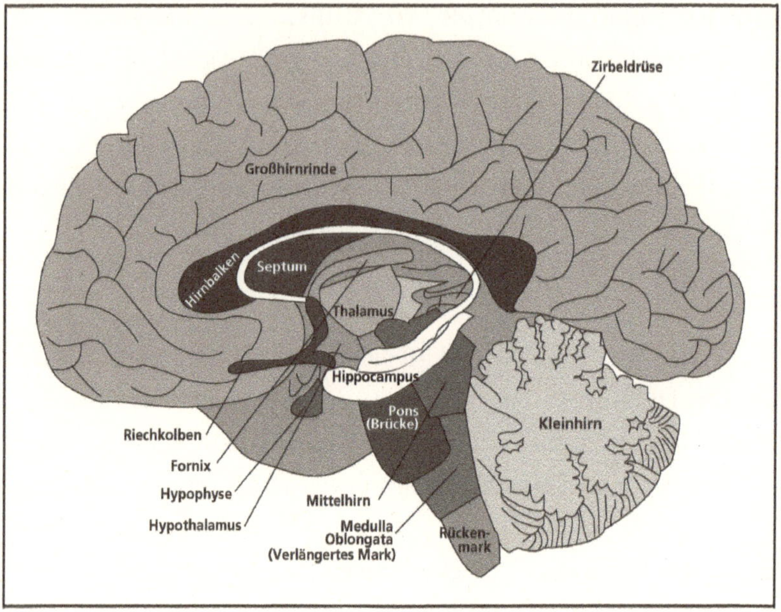

Nervenzellen und andere Zellen wie Sinnes-, Muskel- oder Drüsenzellen miteinander zu verbinden. Insgesamt ist das Gehirn ein gewaltiges, hochkomplexes und hochleistungsfähiges neuronales Netzwerk – eine Schaltzentrale, in der es für jeden Teil des Körpers entsprechende Areale gibt, die bestimmte Funktionen steuert, überwacht, verarbeitet und in einer Art Gedächtnis speichert. Zum Großhirn beziehungsweise zur Hirnrinde gehören unter anderem der visuelle Cortex, der die Signale der Sehbahn empfängt, und der auditorische Cortex, der die akustischen Reize verarbeitet, sowie Regionen, die für die willentliche Bewegung zuständig sind, und assoziative Felder für höhere Denkvorgänge und Gedächtnis.

Das **Kleinhirn** besteht ebenfalls aus zwei Hemisphären. Es ist unter anderem für Gleichgewicht und die Koordination von Bewegungen zuständig. Auch beim unbewussten Lernen soll das Kleinhirn beteiligt sein sowie beim Erlernen von Sprache und Sozialverhalten.

Das **Zwischenhirn** besteht selbst aus vier Teilen:

- dem Thalamus
- dem Hypothalamus, der mit der Hirnanhangdrüse (Hypophyse) verbunden ist
- dem Subthalamus
- dem Epithalamus

Der **Thalamus** bildet den größten Teil des Zwischenhirns. Dort laufen alle Sinneseindrücke zusammen, denn alle sensorischen Signale müssen den Thalamus auf dem Weg zum Bewusstsein durchlaufen. Über seine ausgeprägte Verbindung zur Großhirnrinde leitet er die motorischen und sensorischen Signale vom und zum Großhirn. Auch Schmerzsignale erreichen die Großhirnrinde über den Thalamus. Daraus lässt sich schließen, dass die bewusste Wahrnehmung von Schmerz in der Großhirnrinde entsteht. Diese Erkenntnis kann, wie Sie unter »Tinnitus, Stress und das limbische System« (S. 81–83)lesen werden, auch von Bedeutung für die Behandlung von Tinnitus sein.

Der **Hypothalamus** wird über das vegetative Nervensystem gesteuert, zum Teil hormonell über das Blut. Er steuert eine Vielzahl wichtiger körperlicher und seelischer Vorgänge. Die Verbindung zum vegetativen Nervensystem macht seine Funktion anfällig für Stress und alle Arten von psychischen Belastungen, die das vegetative Nervensystem aus dem Gleichgewicht bringen können.

Der Hypothalamus und die **Hypophyse** (eine wichtige Hormondrüse) verbinden das Hormonsystem mit dem Nervensystem.

Der **Subthalamus** ist vor allem für die Steuerung der Grobmotorik zuständig.

Zum **Epithalamus** gehört unter anderem die **Zirbeldrüse** (Epiphyse). Über die Produktion des Hormons Melatonin spielt sie eine große Rolle bei der Steuerung des Schlaf-Wach-Rhythmus beziehungsweise des Tag-Nacht-Rhythmus und der Anpassung an die jahreszeitlichen Rhythmen.

Ein besonderer Teil des Zwischenhirns ist das **limbische System,** das sich aus mehreren Strukturen zusammensetzt. Es ist an zahlreichen emotionalen und triebhaften Reaktionen und Leistungen des Menschen beteiligt. Zu den limbischen Strukturen, die einen Ring um den Thalamus bilden, gehört der **Hippocampus,** der zu den ältesten Strukturen des Gehirns zählt. Dort fließen die über die sensorischen Systeme gesammelten Informationen zusammen und werden an den Cortex zurückgeleitet. Durch diese Zusammenarbeit konsolidieren sich Gedächtnisinhalte und werden aus dem Kurzzeitgedächtnis in das Langzeitgedächtnis übertragen. In jeder Hirnhemisphäre gibt es einen Hippocampus. Bei Menschen, bei denen beide entfernt oder zerstört wurden, bleiben alte Erinnerungen erhalten, neue können jedoch nicht erzeugt werden. Während Gedächtnisinhalte an verschiedenen Stellen in der Großhirnrinde gespeichert werden, ist der Hippocampus die Hirnstruktur, in der Erinnerungen geschaffen werden. Innerhalb des limbischen Systems ist er damit an einer für das menschliche Leben zentralen Aufgabe beteiligt: das, was erlebt wurde, wie es erlebt und bewertet wurde und welche Rückschlüsse daraus gezogen wurden, in die Form einer Erinnerung zu gießen und sie dann zur Speicherung weiterzuleiten. In dieser Funktion kann der Hippocampus ebenfalls vegetative und emotionale Prozesse beeinflussen.

Ein weiterer wichtiger Bereich des limbischen Systems ist die **Amygdala** (der Mandelkern). Sie ist wesentlich an der Entstehung von Angst beteiligt und spielt eine wichtige Rolle bei der emotionalen Bewertung und Wiedererkennung von Situationen sowie bei dem Erkennen möglicher Gefahren. Die Mandelkerne (es gibt zwei davon) verarbeiten externe Impulse und leiten die vegetativen Reaktionen dazu ein. Werden beide Mandelkerne zerstört, können die Betroffenen keine Angst oder Furcht mehr empfinden, wodurch lebenswichtige Warn- und Abwehrreaktionen zusammenbrechen. Neuere Forschungsergebnisse haben außerdem gezeigt, dass die Amygdala an allen Formen von Erregung beteiligt ist, wie Lust- und Unlustempfindungen und sexueller Erregung. Das menschliche Sozialverhalten wird entscheidend von der Amygdala gesteuert.

Der **Hirnstamm** ist der älteste Teil des Gehirns. Er liegt unterhalb des Zwischenhirns und bildet den untersten Gehirnabschnitt. Im Hirnstamm werden eingehende und ausgehende Sinneseindrücke verarbeitet und weitergeleitet. Aus ihm kommen unsere elementaren und reflexhaften Reaktionen und Bewegungen.

Die Plastizität des Gehirns – Lernen und Veränderung sind immer möglich

> *»Der größte [Drogen-]Hersteller und Drogenkonsument ist das menschliche Gehirn. Wir alle verändern in jeder Sekunde unseres Lebens unsere Gehirnchemie – und unsere Wirklichkeit, sagen die Forscher.«*
>
> *Johannes Holler, Das neue Gehirn*

Während die Wissenschaft noch vor einer Reihe von Jahren davon ausging, dass die Fähigkeit zu lernen schon um das dritte Lebensjahr herum im Wesentlichen abgeschlossen ist, weil sich bis zu diesem Zeitpunkt alle möglichen neuronalen Verschaltungen gebildet haben, weiß man heute, dass das Gehirn auch im Erwachsenenalter – in jedem Alter – eine mehr oder weniger große »Plastizität« aufweist – die Fähigkeit, sich zu verändern, neue Bahnungen herzustellen und zu lernen. Es wurde zum Beispiel nachgewiesen, dass sich im Hippocampus neue Verbindungen zwischen Nervenzellen bilden und dass so neue Gedächtnisinhalte zustande kommen. Auch die für den Tinnitus zuständigen Areale verfügen über eine Plastizität. Ohne diese wären sie nicht in der Lage gewesen, den Tinnitus zu »lernen«. Das Umlernen mag länger dauern, aber es muss genauso möglich sein wie in anderen Bereichen.

Tinnitus, Stress und das limbische System

> *»Nicht sehen können trennt uns von den Dingen, nicht hören können von den Menschen.«*
> *Immanuel Kant*

Folgen wir den Spuren der Schmerzempfindung im Gehirn, zeigt sich, wie bereits weiter oben beschrieben, dass die Signale vom Thalamus an die Großhirnrinde weitergeleitet und dort bewusst als Schmerz wahrgenommen werden. Zuvor werden die Schmerzinformationen im limbischen System mit unbewussten oder gefühlsmäßigen Inhalten verbunden, die bereits als Erinnerung vorliegen beziehungsweise jetzt als Erinnerung abgespeichert werden. Ob im limbischen System Schmerz registriert wird oder nicht, wirkt sich auf die Verfassung eines Menschen aus. Während Schmerzen unruhig, aggressiv oder ängstlich machen, schwächen positive Gefühle dagegen das subjektive Schmerzempfinden ab. Wer glücklich ist, hat häufig ein geringeres Schmerzempfinden.

Auch die Wahrnehmung des Tinnitus wird von der Verarbeitung und Bewertung im limbischen System beeinflusst, denn das limbische System bewertet alle ankommenden Reize, nicht nur Schmerz. Bei Tinnitus werden sie negativ bewertet, wodurch verhindert wird, dass sie überhört werden können. Ein Schlüssel zu einer veränderten Tinnitus-Wahrnehmung liegt damit im limbischen System oder, anders ausgedrückt, in unserer inneren Wirklichkeit, die positiv, neutral oder negativ bewertet, festhält oder loslässt, Angst und Furcht oder Ruhe mit den Dingen verbindet.

Auch aus religiöser und spiritueller Sicht ist es interessant, dass die moderne Wissenschaft erkannt hat, dass die Strukturen des Gehirns komplex vernetzt sind. Das limbische System und seine Funktionen sind nicht eindeutig vom Rest des Gehirns abgegrenzt. Andere Bereiche, vor allem die für das Denken zuständige Großhirnrinde, üben einen Einfluss auf das Emotionen steuernde limbische System aus, ebenso wie das limbische System die Großhirnrinde beeinflusst. Es entsteht eine Wechselwirkung, ein fließendes Zusammenspiel.

In den alten Weisheitslehren und Religionen wurde diese in der Wissenschaft relativ neue Erkenntnis der wechselseitigen Beeinflussung mit der Botschaft vorweggenommen, dass unser Denken unsere Gefühle beeinflusst. Es ist ein Kreislauf: Unsere Gefühle bringen unsere Gedanken und Vorstellungen hervor, beziehungsweise sie bewirken, dass wir für bestimmte Gedanken und Vorstellungen offener oder anfälliger sind als für andere. Umgekehrt beeinflussen veränderte Gedanken und Vorstellungen unsere Gefühle.

Veränderte Gedanken bringen folglich auch andere Empfindungen gegenüber dem Tinnitus hervor. Sie verändern die Art und Weise, wie sich ein Mensch mit den Ohrgeräuschen fühlt. Das kann der Beginn von Heilung sein, in jedem Fall bedeutet es eine Linderung. Um Gedanken verändern zu können, braucht es innere Offenheit und Bereitschaft. Stress macht ängstlich, nervös, unruhig, eng. Nicht nur der körperliche, auch der seelische Mensch gerät mehr oder weniger aus den Fugen. Stress isoliert und bringt uns dazu, falsche Entscheidungen zu treffen. Aus diesem Grund müssen bei dem Versuch, Tinnitus oder jede andere körperliche oder seelische Problematik zu lösen, an erster Stelle Lebensveränderungen, Wege und Methoden stehen, die Ruhe und Abstand ermöglichen: Die Bereitschaft, nicht mehr einfach nur gegen den Tinnitus (oder etwas anderes) zu kämpfen, sondern sich ihm oder genauer gesagt, uns selbst, aufmerksam zuzuwenden.

Aktuell übliche Behandlungsmethoden

Trotz zahlreicher Forschungen sind nur wenige Behandlungsmöglichkeiten wissenschaftlich belegt. Häufig handelt es sich um Evidenzerlebnisse – persönliche Erfahrungen, die »unzweifelhaft und klar auf der Hand liegen«. Entsprechend gehen die Meinungen der Experten auch über die gängigen Behandlungsmethoden auseinander.

Infusionen, Cortison und weitere Medikamente

Infusionen

Ein akuter Tinnitus (Hörsturz) wird routinemäßig mit durchblutungsfördernden Infusionen und Blutverdünnungsmitteln behandelt, um die Fließfähigkeit des Blutes zu beeinflussen. Für die Infusionen wird entweder Kochsalzlösung verwendet, die mit einem Medikament versetzt wird, das die Blutgefäße erweitern und die Durchblutung fördern soll. Alternativ wird Lidocain in Verbindung mit dem lokalen Betäubungsmittel Novocain eingesetzt. Je nach Art der Infusion können sich erhebliche Nebenwirkungen wie ein starker Juckreiz und Allergien ergeben. Die Wirkung ist jedoch umstritten. Immer mehr Ärzte halten sie für fragwürdig. Es hat sich gezeigt, dass die Infusionstherapie die Durchblutung sogar verschlechtern kann. Darüber hinaus gibt es keine Nachweise für die Wirksamkeit dieser Behandlung. Viele Ärzte machen eine Infusionsbehandlung, um überhaupt etwas zu tun oder weil sie Angst haben, vom Patienten verklagt zu werden, wenn sie diese Behandlung unterlassen. Eine gesicherte und nachweislich erfolgreiche Therapie im Akutfall gibt es nicht. Wenn sich die Beschwerden bessern, ist anzunehmen, dass sie es ohnehin täten, auch ohne Infusionen. Der homöopathische HNO-Arzt Dr. Friese erklärt dazu: »Es gibt sogar eine Studie, die zeigt, dass ein Hörsturz mit Therapie in 85 Prozent der Fälle gut wird und ohne

Therapie ebenfalls in 85 Prozent der Fälle. Ich bin überzeugt, dass in den nächsten Jahren der Unsinn der Infusionen bei Hörsturz und Tinnitus aufhört.«

Zusätzlich zu den Infusionen wird häufig das entzündungshemmende Cortison eingesetzt, um Entzündungen im Innenohr zu unterdrücken. Auch hier gibt es keinen Nachweis. Die Nebenwirkungen von Cortison sind jedoch bekannt und gesichert: Dazu gehören eine Schwächung der Abwehrbereitschaft, Gewichtszunahme, Magen- und Hautprobleme, ein Aufschwemmen des Gewebes, vor allem im Gesicht, und so weiter.

Die promovierte Juristin und Gesundheitsjournalistin Gabriele Feyerer, selbst von Tinnitus betroffen, schreibt: »Für Patienten mit einem Hörsturz gilt sie [die Infusionsbehandlung mit gefäßerweiternden Mitteln, Anm. d. A.] als Standard, ›um irgendetwas zu tun‹, doch viele Spezialisten halten sie nicht nur für kontraindiziert, sondern für absolut schädlich. Besonders trifft das auf die jahrelange Gabe chemischer Durchblutungsmittel (Rheologika) zu. Verständlich wird die Beliebtheit dieser Therapie, wenn man weiß, dass schon seit 2003 ein Milliardenmarkt für gefäßerweiternde Pharmazeutika mit der Indikation Hörsturz und Tinnitus im Wachsen begriffen war. Inzwischen sind diese Medikamente, neben Blutdruck- und Cholesterinsenkern sowie Präparaten gegen Angst und Depression, die größten ›Money spinner‹ der Pharmaindustrie (Medikamente, die, unterstützt durch angstbesetzte Werbung und mediale ›Aufklärung‹, praktisch von selbst laufen. Aktuell wird das für gentechnisch erzeugte ›Biologika‹ versucht, indem man Rheumapatienten utopische Ängste einflößt). Tatsache bleibt: Die Schulmedizin steht dem Problem Tinnitus im Grunde machtlos gegenüber, wobei Spezialkliniken sicher alles versuchen, um Betroffenen zu neuer Lebensqualität trotz Tinnitus zu verhelfen.«

Die Aussagen von Gabriele Feyerer werden umso verständlicher, wenn man sich überlegt, wer Fördergelder für medizinische Forschungen zur Verfügung stellt und wofür sie gegeben werden. Außerhalb der finanziell potenten Pharmaindustrie gibt es kaum Sponsoren, die sich die aufwendigen Untersuchungen leisten können. Die Pharmaindustrie investiert jedoch naturgemäß in Projekte, bei denen ein Mittel oder Produkt herauskommen wird, das sich gewinnbringend vermarkten lässt. Ein einfaches, aber eindrucksvolles Beispiel ist die Aminosäure Lysin, die sich nach den Erkenntnissen der orthomolekularen Medizin als wirksam gegen Herpes erwiesen hat. Viele Menschen haben dieses natürliche Mittel, das rezeptfrei erhältlich ist, mit großem Erfolg getestet, wobei zu beachten ist, möglichst wenig der Aminosäure Arginin zu sich zu nehmen, die vor allem in Kakao und Nüssen enthalten ist, da sich der Herpesvirus davon »ernährt«. Lysin ist billig und hilft, aber das Pharmamittel Zovirax ist teuer.

Lidocain

Bei akutem Tinnitus wird neben den weiter oben besprochenen Infusionen und Cortison intravenös hochdosiertes Lidocain gegeben. Bei einem Teil der Patienten verschwindet der Tinnitus für kurze Zeit völlig, kehrt aber etwa zwei bis fünf Minuten nach dem Ende der Infusion zurück . Die Erfahrung, dass es möglich ist, frei von Tinnitus zu sein, wird auch für eine Therapie genutzt. Sie kann so beeindruckend sein, dass die Betroffenen in der Lage sind, eine neue Einstellung zu ihren Ohrgeräuschen zu entwickeln.

Glutamat-Antagonisten

Botenstoffe (Neurotransmitter) wie Glutamat sorgen für die Übertragung von Informationen zwischen den Nervenzellen. Über verschiedene Rezeptoren an den Zellen werden die Botenstoffe durch einen speziellen Mechanismus aufgenommen und weitergeleitet. Glutamat hat die zentrale Rolle bei der Weiterleitung von Höreindrücken vom Innenohr zum Gehirn. Nach einem Knall- oder Lärmtrauma ist die

Ausschüttung von Glutamat erhöht und es bilden sich zusätzliche Glutamatrezeptoren aus. Aus diesem Grund befasst sich die Tinnitus-Forschung mit der Frage, ob sich Tinnitus durch eine Veränderung des Glutamatstoffwechsels günstig beeinflussen lässt. Glutamat-Antagonisten sollen die Rezeptoren blockieren.

Der Neurotransmitter und seine Rezeptoren sind daran beteiligt, wenn Gedächtnisinhalte im Gehirn abgespeichert werden. Immer, wenn wir etwas lernen, ist Glutamat aktiv. Heute weiß man, dass Tinnitus ein vom Gehirn erlernter Zustand ist. Behandlungen mit selektiven Glutamat-Antagonisten finden in Kliniken immer häufiger statt und sind vielfach erfolgreich.

Caroverin

Caroverin hemmt den Neurotransmitter Glutamat, der eine Übererregung des Hörnervs auslösen kann. In der Bundesrepublik ist der Stoff bisher nicht zugelassen. In der Schweiz ist er mit ärztlichem Rezept erhältlich und heißt Calamaverin. In Österreich gibt es das ebenfalls verschreibungspflichtige Spasmium.

Im Rahmen einer Studie hat eine Wiener Arbeitsgruppe die Wirksamkeit von Caroverin bei Tinnitus untersucht. Das Medikament wurde als Infusion in einer Einmaldosis von 160 Milligramm verabreicht. Rund zwei Drittel der Versuchspersonen gaben nach den Infusionen an, die Beschwerden seien weniger geworden. Nach einer Woche berichtete noch knapp die Hälfte von einer Linderung. In längerfristigen Studien konnte dieser Erfolg bisher nicht bestätigt werden, sodass weitere Untersuchungen nötig sind.

Kalzium-Antagonisten

Kalzium spielt bei der Reizweiterleitung beziehungsweise bei der Aktivierung von Nerven- und Muskelzellen eine wichtige Rolle und kann deshalb mit Übererregungszuständen in Verbindung stehen.

Kalzium-Antagonisten hemmen die Kalziumverarbeitung im Körper. Sie werden vor allem bei hohem Blutdruck, Herzrhythmusstörungen und bei einer Schädigung der Herzkranzgefäße durch Arterienverkalkung eingesetzt. Wenn im Herzmuskel Kalzium fehlt, arbeiten die Zellen des Reiz-Leitungssystems langsamer, das Herz schlägt weniger kräftig, und der Puls verlangsamt sich. Der Druck auf die Blutgefäßwände lässt nach, und das Herz kann besser mit Sauerstoff versorgt werden.

Bei Tinnitus können Kalzium-Antagonisten eine beruhigende Wirkung entfalten, da entsprechend aufbereitete Medikamente auch im Gehirn wirken. Vor allem bei hochfrequenten Ohrgeräuschen kann ein Versuch damit unternommen werden.

Hyperbare Sauerstofftherapie

Bei der hyperbaren Sauerstofftherapie wird medizinisch reiner Sauerstoff in einer Druckkammer unter erhöhtem atmosphärischen Luftdruck eingeatmet. Durch den höheren Druck in der Kammer wird mehr Sauerstoff im Blut aufgenommen als bei der normalen Atmung werden und schlecht durchblutete oder entzündete Körpergewebe, besser mit Sauerstoff versorgt. Ursprünglich wurde diese Therapie bei Tauchunfällen eingesetzt. Inzwischen behandelt man verschiedenste Erkrankungen damit, unter anderem Kohlenmonoxidvergiftungen und einen akuten Hörsturz, um einen Sauerstoffmangel im Innenohr auszugleichen. Gewebe- und Sinneszellen sollen auf diese Weise dauerhaft regeneriert und Heilungsprozesse ausgelöst werden.

Zur hyperbaren Sauerstofftherapie gibt es zahlreiche kritische Stimmen. Dr. Marc Scherer, der 2001 das sogenannte Physiologische Rauschen als Nebenergebnis seiner Promotion über die Mikromechanik des Innenohrs entwickelte, schreibt dazu: »Auch sind Mikromechanik und Elektrophysiologie der Cochlea so kompliziert, dass es zum

Beispiel bei einer Schädigung der äußeren Haarzellen ziemlich abwegig erscheint, durch Laserbestrahlung oder Sauerstoffanreicherung etwas erreichen zu wollen. Ein Tumor am Hörnerv oder im Gehirn, der Tinnitus verursacht hat, kann zwar entfernt werden, aber der Tinnitus kann trotzdem fortbestehen.«

Der Bundesausschuss der Ärzte und Krankenkassen hat in seiner Sitzung vom 11. April 2000 bestätigt, dass der therapeutische Nutzen der hyperbaren Sauerstofftherapie bei der Behandlung von Tinnitus oder Hörsturz nicht wissenschaftlich erwiesen ist. Bei Erkältung, Fieber, einem Lungenemphysem oder Epilepsie darf die Sauerstofftherapie nicht angewendet werden.

Cochlea-Implantate

Cochlea-Implantate sind eine neue Technik, mit der in Pilotstudien gute Erfolge bei Taubheit erzielt wurden. Das Implantat besteht aus einem Sprachprozessor, der Töne in elektrische Impulse übersetzt. Diese aktivieren den Hörnerv über eine Elektrode in der Cochlea. Taube können auf diese Weise nach kurzer Zeit wieder hören. Auch die Ohrgeräusche, die bei einseitig Tauben in der Mehrzahl der Fälle auftreten, wurden geringer. Inzwischen wurde das Gerät weiterentwickelt und an die Bedürfnisse von Tinnitus-Patienten angepasst. Das neue Implantat der Firma Neurelec greift die Ohrgeräusche auf und wandelt sie in elektrische Signale um, die über eine Elektrode, die sich außen an der Cochlea befindet, hörbar sind. Diese Zusatzinformation soll die unkoordinierten Tinnitus-Geräusche wieder in Takt bringen. Bisher wurde das System, das noch nicht im Handel ist, nur an wenigen Menschen und mit unterschiedlichem Erfolg erprobt.

Tinnitus natürlich heilen:
Was Sie selbst tun können

In den folgenden Abschnitten finden Sie eine Reihe verschiedener Maßnahmen, die hilfreich für Sie sein können. Eine Tinnitus-Therapie sollte mehrere Bereiche umfassen: Ernährung und Entspannung, körperliche Betätigung und Unterstützung durch Musik, Klangteppiche oder Geräusche. Wählen Sie aus den verschiedenen Kategorien etwas aus, das Ihnen zusagt, stellen Sie einen persönlichen Plan zusammen und probieren Sie ihn aus. Seien Sie geduldig. Obwohl vor allem bei Akutfällen von Spontanheilungen berichtet wird, dauert es meist einige Zeit, bevor eine Wirkung erkennbar ist. Wechseln Sie nicht zu schnell.

Die Maßnahmen sind nach seelischen, geistigen und körperlichen Gesichtspunkten zusammengefasst. Einige müssten eigentlich in verschiedenen Rubriken genannt werden, wie zum Beispiel das Erden, das sowohl Einfluss auf die körperliche als auch auf die seelisch-geistige Verfassung hat, oder das Atmen (Pranayama). Wir sind eine Körper-Seele-Geist-Ganzheit und können deshalb davon ausgehen, dass etwas, das dem einen Bereich gut tut, sich auch in den anderen günstig auswirken kann. Betrachten Sie die hier vorgenommene Unterteilung also nicht als strikte Regel. Sie ist ein Leitfaden, der Ihnen eine Vorstellung darüber vermitteln soll, in welchem Bereich Sie gerade schwerpunktmäßig arbeiten. Machen Sie sich selbst Gedanken, welche sonstigen guten Wirkungen von einer Methode ausgehen.

In jedem Fall sollten Sie eine medizinische und audiologische Untersuchung beim HNO-Arzt machen lassen und eventuelle Folgeuntersuchungen bei anderen Fachärzten wie Orthopäden, Neurologen oder einem Facharzt für innere Medizin. Meist findet sich zwar keine körperliche, heilbare Tinnitus-Ursache, aber so lässt sich eine der sehr seltenen, schwerwiegenden Ursachen ausschließen. Manchmal werden Ohrenkrankheiten oder Gefäßmissbildungen entdeckt, die behandelt werden können oder müssen.

1. Selbsthilfemaßnahme: Bestandsaufnahme Ihrer Lebensgewohnheiten

Im Yoga gibt es eine eindrucksvolle Übung: Nachdem man sich eine Weile entspannt und geatmet, vielleicht auch wenig meditiert hat, beginnt man, sich den zurückliegenden Tag vom Morgen bis zum Abend in allen Einzelheiten vorzustellen. Der Augenblick des Aufwachens, das Aufstehen, Zähneputzen, Ankleiden, Frühstücken, die Wohnung verlassen, die Treppe hinuntergehen … Mittagspause … und so weiter. Wichtig ist dabei, langsam vorzugehen, also nicht einfach einen Schnelldurchgang durch den Tag zu machen. Schnell wird einem dabei bewusst, ob man die meiste Zeit hektisch umherhetzt oder eher ziellos durch den Tag treibt, ob man fröhlich, energetisiert und unternehmungslustig in den Tag startet, wie sich der Bogen im Verlauf des Tages spannt und was schließlich am Abend daraus geworden ist: ob wir uns zufrieden und müde schlafen legen, aufgeputscht sind oder voller innerem Aufruhr. Manche, die diese Übung machen, erleben, wie sie die Treppe in ihrem Haus hinunterstürmen, und sehen sich hin und her rennen bei dem Versuch, alles zu erledigen, obwohl sie sich in der Realität nicht viel schneller als normal bewegen. Von diesem bizarren Eindruck verblüfft, begannen die Betreffenden, etwas an ihrem Lebensstil zu ändern.

Wenn Sie diese Übung nicht nur einmal, sondern mehrmals mit verschiedenen Tagen und ihren Verläufen machen, werden Sie Muster erkennen. Muster, wie Sie sich verhalten, was Sie üblicherweise tun und wie Sie es tun und in welcher inneren Verfassung Sie dabei sind. Vermutlich entdecken Sie Zusammenhänge, die Ihren Tinnitus steuern, wann er auftritt, wie stark oder schwach, und wie Sie sich vorher gefühlt haben.

Eine andere Möglichkeit ist, einen großen Kreis auf ein Blatt zu zeichnen und ihn in Ihre hauptsächlichen Tätigkeitsbereiche zu unterteilen. Jede Tätigkeit bekommt so viel Platz, wie sie auch im täglichen Leben einnimmt. Wie viel Raum beanspruchen Ihre Körperpflege, Schlafen, Essen, Arbeit, Hobbys, Freizeit, Fernsehen, Freunde, Familie, sonstige Pflichten? Betrachten Sie nun den Kreis. Wie finden Sie die Verteilung? Würden Sie gern an einer Stelle reduzieren? Und wo soll dafür mehr Raum sein? Vertiefen Sie sich spielerisch in Ihren Kreis, malen Sie einen neuen, wenn es passend erscheint. Malen Sie einen Kreis, der den idealen Tag enthält – oder das ideale Leben und seine Schwerpunkte. Betrachten Sie Ihren idealen Kreis als einen Leuchtturm, wie der Schauspieler, Filmregisseur und Autor Axel von Ambesser Ideale nannte: »Ideale sind ein Leuchtturm, kein Hafen – sind Richtungen, nicht Ziele.«

Eine weitere Möglichkeit, Ihren Lebensgewohnheiten auf neue Weise näherzukommen ist, eine Liste anzufertigen, auf der Sie Ihre wichtigsten Tätigkeiten und Gewohnheiten eintragen. Was tun Sie täglich? Was regelmäßig? Was ab und zu? Was würden Sie gern tun, tun es aber nie? Lassen Sie ein wenig Platz, sodass Sie notieren können, wie häufig etwas vorkommt, wie viel Zeit Sie in etwa dafür aufwenden und wie es Ihnen dabei geht. Am besten nehmen Sie ein Heft und tragen die Tätigkeiten auf der linken Seite ein. Die rechte Seite bleibt frei für spontane Notizen: Gedanken, Gefühle, Wünsche, Hoffnungen, Freude, Ablehnung, Stressempfinden – notieren Sie auf der rechten Seite alles, was Ihnen spontan zu den Tätigkeiten und Gewohnheiten einfällt, vor allem, wenn es geschieht, wenn Sie gerade dabei sind, sie auszuführen.

Jede der drei Übungen ist es wert, immer wieder einmal wiederholt zu werden. Vermutlich werden Sie überrascht sein, was sich alles verändert hat.

2. Selbsthilfemaßnahme: Übernehmen Sie die Verantwortung

Selbsthilfe bedeutet, die Verantwortung für die Art und Weise zu übernehmen, wie Sie mit Ihrem Körper, Ihrer Gesundheit, Ihrer Umgebung und Ihrem Leben insgesamt umgehen. Verantwortung übernehmen bedeutet, Kontrolle über das eigene Leben zu haben oder, anders ausgedrückt, der Lenker am Steuer des eigenen Fahrzeugs zu sein.

Menschen mit Tinnitus wollen oft so dringend Hilfe finden, dass sie sich von überzogenen Heilungsversprechen (»Wie ich meinen Tinnitus in sieben Tagen loswurde« oder ähnliche Titel) einfangen lassen. Sie geben die Verantwortung ab, weil sie nicht oder nicht mehr wissen, was sie tun sollen. Sie laufen hierhin und dorthin, in dem Versuch, die Lösung des Problems zu finden, so, wie es viele Menschen auch bei anderen Problemen tun. Was dabei herauskommt, ist so gut wie immer nur mehr Verzweiflung.

Gleich welche Methode(n) Sie wählen von denen, die Sie in diesem Buch oder woanders finden: Geben Sie dem Weg Ihrer Wahl die Chance, sich als hilfreich zu erweisen. Bei Tinnitus ist es unwahrscheinlich, dass sich der Erfolg über Nacht einstellt. Eine lateinische Lebensweisheit besagt: »Nichts ist hinderlicher für die Heilung als ein häufiger Wechsel der Arznei.«

Ein wichtiger Teil davon, Verantwortung bei Tinnitus zu übernehmen, ist, die Ohrgeräusche zu akzeptieren als etwas, das *jetzt* in Ihrem Leben vorhanden ist und seinen Sinn und seine Ursache hat. Akzeptieren bedeutet nicht, sich für den Rest des Lebens mit der Situation abzufinden, sondern sie als *aktuell* gegeben anzunehmen und bereit zu sein, sich langfristig darum zu kümmern. Vielleicht hilft es Ihnen, sich mit anderen Tinnitus-Betroffenen auszutauschen. Es gibt überall Selbsthilfegruppen, und im Internet finden Sie zahlreiche Foren. Besser, als mit Menschen zu kommunizieren, die selbst oft verzweifelt auf der Suche sind, ist, sich jemanden zu suchen, dem es gelungen ist, den Tinnitus ganz oder weitgehend zu heilen. Es gibt nicht nur Menschen, die in der Akutphase gesund wurden, auch wenn das zurzeit noch die Mehrzahl der Betroffenen ist. Diejenigen, denen es in eigener Regie durch die Auswahl geeigneter Methoden gelungen ist, nur noch selten das eine oder andere Klingeln zu vernehmen, wie Michael Graeme, den Sie am Anfang dieses Buches kennengelernt haben, sind in den Statistiken nicht erfasst.

Seien Sie bereit, sich Zeit zu nehmen, sowohl, um die Wege zu finden, die Sie ausprobieren wollen, und um diese Methoden dann im täglichen Leben anzuwenden, als auch insgesamt. Therapien brauchen Zeit. Und verlieren Sie nie die Hoffnung auf Heilung oder darauf, dass Ihre Ohrgeräusche sich mindestens so verlieren können, dass sie zu einer Nebensache werden, die vielleicht nur noch gelegentlich auftaucht.

3. Selbsthilfemaßnahme: Wenden Sie sich Ihrer Seele zu

»Tinnitus ist Ihr Feuermelder, der Alarm schlägt, und Ihr Körper ist Ihr Heim. Würden Sie den Feuermelder abstellen oder das Feuer löschen?«
Dainis W. Michel auf www.curetinnitus.org

Der in London lebende Cranio-Sacral-Therapeut Julian Cowan Hill hatte selbst 16 Jahre lang Tinnitus und ist heute frei von Ohrgeräuschen. Inzwischen hat er über 400 Menschen mit Tinnitus behandelt. Er erklärt Tinnitus als die Folge eines Alarmzustandes, in dem sich das gesamte Nervensystem befindet. In diesem Zustand werden die tief in uns verwurzelten Flucht- oder Kampfmechanismen aktiviert. Alle Sinne sind hochaktiv, wir sehen, hören, riechen, schmecken und empfinden intensiver. Vor allem das Gehör, mit dem wir Gefahren früher erkennen können als mit den anderen Sinnen, ist extrem sensibilisiert. Wir hören nicht nur, was um uns herum vorgeht, sondern auch, was im Körper abläuft. Im Zustand dieser angespannten Erregung hören und fühlen wir, wie das Blut durch die Adern und die Ohren rauscht, und nehmen das Pochen des Herzens wahr. In dieser Habachtstellung sind wir ganz darauf eingestellt, zu reagieren. Deshalb ist es eine Grundvoraussetzung, einen permanenten Alarmzustand, der oft viel stärker ist, als die Betroffenen wahrnehmen, herunterzufahren und gehen zu lassen. Oft hat er sich über Jahre aufgebaut – durch zu viel Arbeit, Pflichten, Erschöpfung, Sorgen und unverarbeitete Erlebnisse wie eine Scheidung. Solange der Stress im Körper zurückgehalten wird, kann sich an der Tinnitus-Belastung nichts ändern.

Julian Cowan Hill ist davon überzeugt, dass die Ohrgeräusche auch nach einer Lärmbelastung wie bei einem Rockkonzert wieder verschwinden. Tun sie es nicht, ist es ein Zeichen, dass das Nervensystem übermäßig »angeschaltet« und überreizt ist. Der Tinnitus verschwindet in dem Maße, in dem ein Mensch in der Lage ist, die Anspannung, Sorgen und das Gedankenkarussell gehen zu lassen. Ihm selbst hat die Cranio-Sacral-Therapie geholfen. Doch jede Therapie, die mit dem Körper arbeitet, ist seiner Ansicht nach hilfreich. Oft braucht die Verarbeitung seelischer Probleme auch eine Psychotherapie. Da das Feld an Therapien sehr groß ist, kann jeder die für ihn geeignete Methode finden. Geeignet heißt vor allem, dass die Vorgehensweise persönlich als angenehm oder stimmig empfunden wird. Cowan rät, professionelle Hilfe in Anspruch zu nehmen, um eine echte Verbindung zum Körper aufzubauen: »Je mehr Sie in der

Lage sind, mit Ihrem Körper in Verbindung zu sein, desto mehr werden Sie spüren, was wirklich in Ihnen vorgeht, und lernen, loszulassen. Wir können nicht loslassen, was wir nicht kennen.«

Aus dieser Sicht ist Tinnitus ein Freund, der hilft, zu einer gesunden Verfassung zurückzufinden: »Wenn Sie wirklich auf sich achten und lernen, in Verbindung damit zu sein, wie Sie sich fühlen, und darauf eingehen, haben Sie den Weg aus dem Tinnitus gefunden. Die meisten Menschen verbringen ihr Leben damit, vor sich selbst wegzulaufen. Sie füllen ihr Leben hektisch mit allen möglichen Aktivitäten, wollen dieses beweisen und jenes tun. Das Beste, was Sie tun können, ist dazusitzen und festzustellen, wie es Ihnen geht und wie Sie mit sich umgehen. Und wenn Sie sich selbst mit liebender Güte behandeln können und sich wirklich annehmen, wie Sie sind, wenn Sie sich mit offenem Herzen und einer tiefen, fürsorglichen Art begegnen können, so wie Sie zum Beispiel ein Baby behüten würden, wenn Sie wirklich in der Lage sind, sich um sich zu kümmern, wird sich Ihr Nervensystem verändern. Nichts ist festgelegt. Alles fließt und verändert sich unaufhörlich, und wie das geschieht, hängt vollständig davon ab, wie Sie mit sich umgehen. Achten Sie auf sich, und Ihr Tinnitus wird verschwinden.«

Betrachten Sie Ihren Tinnitus als ein Signal, dass etwas wahrgenommen, gehört werden will. Auch wenn es Ihnen zunächst absurd vorkommen mag: Danken Sie Ihren Ohrgeräuschen für die Information, die sie Ihnen übermitteln. Wenn Sie die Botschaft verstanden und eventuelle Konsequenzen daraus gezogen haben, können Sie den Tinnitus verabschieden und er sich von Ihnen, denn er hat seinen Dienst geleistet. Vielleicht wird man Ihnen sagen, das sei nicht möglich, weil Ihr Gehirn den Tinnitus nun einmal gelernt hat und die entsprechenden Fehlschaltungen bestehen. Denken Sie daran, dass alle Dinge in unaufhörlicher Veränderung und Bewegung sind – und das ist ganz konkret gemeint. Das zeigen auch die Erkenntnisse der

Epigenetik, die der Biologe Bruce Lipton in seinem bahnbrechenden Buch *Intelligente Zellen. Wie Erfahrungen unsere Gene steuern* vorstellt: Auch unsere DNA ist kein unabänderliches Schicksal. Unsere Gene können auch nach der Geburt noch lernen. Daraus leitet sich der Begriff der Epigenetik ab: Die griechische Vorsilbe *epi* bedeutet »nach«, »hinterher«, »zusätzlich«. Alle Vorgänge in einer Zelle, die nicht von dem angeborenen genetischen Programm bestimmt werden, sind epigenetisch. Auch die Hirnzellen können lernen – und sich neu verschalten.

Es ist unerheblich, ob eine konkret-physische Ursache für Ihren Tinnitus gefunden wird oder nicht. Wenn eine Kieferfehlstellung oder Wirbelsäulenproblematik im Laufe Ihres Lebens entstanden ist, ist sie ein Ausdruck Ihrer Lebenserfahrungen. Eine Berichtigung der Fehlstellung wird mit großer Wahrscheinlichkeit nur zeitlich begrenzt helfen, und das nicht nur, weil Ihr Gehirn auf Tinnitus geschaltet hat. Ebenso wie das Einrenken der Wirbelsäule oft nicht wirklich hilft, weil die immer noch verspannte Muskulatur die Wirbel wieder in die Fehlposition zurückschieben kann, ist es möglich, dass ein ungelöster seelischer Hintergrund die körperliche »Ursache« erneut hervorruft.

Worum geht es wirklich? Entdecken Sie den roten Faden in Ihrem Leben

Machen Sie ein Gedankenexperiment. Stellen Sie sich einen Stein vor, der ins Wasser fällt. Vom Zentrum aus zieht er immer größer werdende Kreise. Jeder Kreis ist ein Ausdruck dessen, was ursprünglich geschah: das Ereignis eines Steins, der ins Wasser fällt.

Ähnlich funktioniert der Aufbau unserer inneren Wirklichkeit. Wir erleben etwas – ein Stein fällt ins »Wasser« unseres Bewusstseins – und zieht Kreise durch unser Leben. Je prägender das Erlebte ist, desto größer und bedeutungsvoller sind die Wellen. Bereits sehr früh – schon im Mutterleib – erleben wir solche prägenden Einflüsse. Unser Lebensradius ist noch klein, wie es auch die ersten Kreise im Wasser sind. Wir sind meist nur von einem oder wenigen Menschen umgeben. Je älter wir werden, desto mehr vergrößert sich unser Lebenskreis, um die Menschen im Kindergarten, in der Schule, Ausbildung, im Beruf, und durch alle Stadien hindurch ziehen sich die Wellen des prägenden Erlebnisses in Form von Gefühlen, Glaubenssätzen und Lebensentscheidungen, an deren Ausgangspunkt wir uns meist nicht erinnern. Ein solcher »Stein« – oder mehrere – kann die Grundlage für Ihren Tinnitus gelegt haben. Wenn ein Mensch zum Beispiel schon früh unter Überforderung gelitten hat, kann sich später in einer massiven Überforderungssituation Tinnitus als Alarmsignal einstellen. Hypnosetherapie ist einer der Wege, die das Bewusstsein zu den inneren Orten öffnen, an denen »Steine der Erfahrung« unseren Wirklichkeitszugang geformt haben – die Art und Weise, wie wir das Leben, unsere Rolle und Möglichkeiten darin und uns selbst sehen. Wir können verstehen, warum wir auf eine bestimmte Weise reagieren, was uns wirklich fehlt und warum es das tut – und lernen, andere Lösungen zu finden und unser Leben neu zu gestalten.

Nähren Sie Ihre Seele

Das alte chinesische Weisheits- und Orakelbuch **I Ging** besteht aus 64 Hexagrammen (Bildern aus sechs offenen oder durchgezogenen Linien), die zusammen mit ihren jeweils sechs Wandlungslinien Auskunft zu Fragen aller Art geben. Das *I Ging* (auch: *I Ching)* ist jedoch mehr als ein Orakel. Es bringt uns mit den natürlichen Rhythmen des Lebens in Verbindung, lehrt uns, die Zeichen der Zeit zu erkennen und mit ihnen zu gehen, und macht uns auf Zusammenhänge in unserem Leben und in unserem Inneren aufmerksam, die unserer Beachtung bedürfen.

Hexagramm 27 »I«, die Ernährung, befasst sich mit der Frage, wie und womit wir uns selbst ernähren und ob wir anderen Menschen Nährendes anzubieten haben. Was damit genau gemeint ist, beschreibt der folgende Text:

»Der Kreislauf des Lebens basiert auf Ernährung. Alles braucht Nahrung, um entstehen, wachsen und gedeihen zu können – einen Treibstoff, der in Lebensenergie umgewandelt werden kann. Wie wir uns selbst und andere körperlich und seelisch ernähren, entscheidet darüber, was werden kann. Alles, was wir zu uns nehmen, wird ein Teil von uns. Das gilt für Nahrung ebenso wie für Emotionales und Geistiges. Jeder Eindruck und jedes Erlebnis hinterlässt einen Abdruck, und je mehr wir vom selben aufnehmen, desto tiefer wird die Spur. Was wir essen und trinken, wird verstoffwechselt und nur zum Teil wieder ausgeschieden. Unser Körper baut einen wesentlichen Teil davon ein, und alle darin enthaltenen Informationen gehen auf uns über. Von Geburt an ernährt sich unsere Seele von Eindrücken und ›verstoffwechselt‹ sie auf die ihr eigene, individuelle Weise. Wir *sind* das, wovon wir uns ernähren. Auf diese einfache, jedoch elementare Tatsache macht uns das Hexagramm ›I‹ aufmerksam.

Wenn Sie ›die Ernährung‹ als Antwort auf eine Frage erhalten, geht es für Sie darum, die tiefere Bedeutung von Nahrung auf allen Ebenen zu verstehen. Untersuchen Sie Ihre Aufnahmegewohnheiten, und verändern Sie sie gegebenenfalls. Machen Sie sich bewusst, womit Sie andere nähren. Achten Sie auf die Qualität der Dinge, die Sie aufnehmen und die Sie geben. Quantität ist nicht gleich Qualität. Auch genügt es nicht, den Körper zu nähren und seine Bedürfnisse zu erfüllen. Wenn Sie Ihre Seele und Ihren Geist vernachlässigen, wird die entstehende Leere Sie schwächen. Finden Sie heraus, was Sie wirklich brauchen. Vieles, was wir an Nahrung und Eindrücken konsumieren, hat keinen echten Gehalt. Das ist sicher kein Problem, solange wir maßvoll damit umgehen.

Auch Worte sind Nahrung. Bauen Sie die Menschen auf, oder neigen Sie dazu, sie zu entmutigen? Ist Ihr Glas halb voll oder halb leer? Falsche Ernährung entsteht aus Unwissenheit, Irrtümern und Vorstellungen, die den Blick auf die wahre Qualität der Dinge versperren. Auch Ihre Beziehungen blühen und gedeihen oder verdorren durch das, was Sie hineingeben. (…) Es ist eine lebenslange Aufgabe, sich selbst und andere richtig zu ernähren. Machen Sie die Frage nach der richtigen Ernährung achtsam und liebevoll zu einem Lebensinhalt. Diese Suche nach Qualität wird auch Ihre Lebensziele nachhaltig beeinflussen. Mehr noch, sie ist eine einfache Form der Psychologie, die Ihnen hilft, andere Menschen besser zu erkennen. Wenn Sie wissen wollen, wie ein Mensch ist, brauchen Sie nur darauf zu schauen, welche Teile seines Wesens und welche Bedürfnisse er besonders wichtig nimmt und womit er sich nährt. Dieser wertvolle Rat versetzt Sie in die Lage, die Lebensgrundlage eines Menschen, seine Motive und Ziele schneller und zutreffender zu verstehen als durch jede Analyse seines Charakters.«

Was nährt Sie? Was brauchen Sie, um das Gefühl zu haben, ein erfülltes Leben zu führen? Der Theologe Dietrich Bonhoeffer wurde mit 37 Jahren wegen seines Widerstandes gegen den Nationalsozialismus verhaftet und zwei Jahre später hingerichtet. Von ihm stammen die Worte: »Es gibt ein erfülltes Leben trotz vieler unerfüllter Wünsche.«

In diesem Buch finden Sie eine Reihe altbewährter Wege, die Körper, Geist und Seele nähren wie Qigong, Tai-Chi, Meditation oder die Lehre der Hildegard von Bingen.

Ich möchte Ihnen noch einige Leseanregungen geben. Vielleicht ist etwas dabei, das Sie interessiert und nähren kann. In der Bibliografie im Anhang finden Sie weitere Anregungen.

Wighard Strehlow: Die Psychotherapie der Hildegard von Bingen In diesem Buch sind die 35 »Tugenden« und »Laster« der Seele in Form von Gegensatzpaaren beschrieben, wie sie Hildegard von Bingen formulierte. Zu jedem Paar gibt es neben den grundlegenden Erläuterungen auch eine Empfehlung für eine Edelsteintherapie, die in der Hildegard-Medizin eine wichtige Rolle spielt, sowie Rezepte und praktische Anleitungen zum Hildegard-Fasten. Es sind berührende, liebevoll erstellte Lebensregeln, die uns durch den Alltag geleiten.

Gregg Braden: Verlorene Geheimnisse des Betens. Die verborgene Kraft von Schönheit, Segen, Weisheit und Schmerz

Ein wirklich schönes Buch! Es stellt eine uralte Art des Betens vor, die Gregg Braden auf seinen Reisen zu tibetischen Klöstern entdeckte.

Marianne Williamson: Rückkehr zur Liebe: Harmonie, Lebenssinn und Glück durch »Ein Kurs in Wundern« Marianne Williamson vermittelt die Grundgedanken von »Ein Kurs in Wundern« auf eine Weise, die meine Gedanken auf besondere Art angeregt und mir viele Einsichten geschenkt hat. Ein Buch voll praktischer Lebensweisheit und tiefem Glauben, das zeigt, wie wir auch dann zur Liebe zurückkehren können, wenn wir durch eine Lebens- oder Beziehungskrise gehen.

Pema Chödrön: Den Sprung wagen: Wie wir uns von destruktiven Gewohnheiten und Ängsten befreien Wie wenige andere kann Pema Chödrön vermitteln, dass Heilung nicht dadurch kommt, dass wir vor uns davonlaufen, uns ablenken und die Zeit vertreiben. Ihre besondere Art der Aufforderung zu einem bewussten Leben, in dem wir uns den täglichen Erfahrungen auch dann stellen, wenn es sich um Ängste, negative Gedanken oder Gefühle handelt, um innere oder äußere Konflikte, hat mich und mein Leben verändert.

Armin Risi: Der radikale Mittelweg. Überwindung von Atheismus und Monotheismus Armin Risi befasst sich mit den beiden großen religiösen Richtungen Monotheismus – dem Glauben an einen einzigen Gott – und Atheismus – der Leugnung der Existenz Gottes. Diese Gegenpole haben in verschiedenen Ausformungen die Welt und unser Denken zutiefst geprägt. Beide führten zu Feindschaft, Kriegen und Zerstörung. Keine Richtung für sich allein war in der Lage, ein Konzept zu liefern, das Gräben wirklich überwinden, Brücken schlagen und Verständigung herbeiführen konnte. Deswegen lautet das Gebot der Stunde: Überwindung von Monotheismus und Atheismus hin zu einem neuen, humanen Weltbild, für das Armin Risi keinen neuen, künstlichen Namen prägt, sondern den bekannten Begriff »Theismus« verwendet. Der neue »Mittelweg« hat nichts mit Mittelmaß zu tun. Das Wort »radikal« steht für seine ursprüngliche Bedeutung: Es stammt von dem lateinischen Wort *radix* ab, das Wurzel, Ursprung bedeutet. Der »radikale Mittelweg« geht den Ursachen für die heutigen Probleme der Menschheit auf den Grund, um eine konsequente, eine radikale Veränderung möglich zu machen.

Andreas Weber: Alles fühlt. Mensch, Natur und die Revolution der Lebenswissenschaften In *Alles fühlt* beschreibt der Biologe Andreas Weber, wie die neue Biologie die Subjektivität aller Lebewesen, also ihr Fühlen, als Grundmotor allen Lebens wiederentdeckt. Er nennt das Fühlen den Lebenswunsch, aus dem heraus sich die gesamte Natur entfaltet. Selbst eine Zelle ist nicht einfach eine Überlebensmaschine, sondern ein Wesen, dem sein Leben etwas bedeutet und das diese Bedeutung als Gefühl erlebt. Zu leben und zu überleben hat einen Wert, für eine Zelle wie für uns. Unser Kern ist keine rationale Schaltzentrale, sondern der subjektive Standpunkt aus Gefühlen und Werten, den alle Lebewesen einnehmen, und aus dem heraus sie ihre Existenz gestalten.

Legen Sie ein paar Minuten der Besinnung ein

Entspannung und Ruhe können nur einkehren, wenn sie auf der Liste der Prioritäten einen Wert darstellen. Stress hat damit zu tun, wie wir unsere Prioritäten setzen. Was erscheint uns am wichtigsten, weniger wichtig, was unwichtig zu sein? Manche Dinge, die weit oben auf unserer inneren Liste stehen, wollen wir nicht als dort befindlich akzeptieren. Wir glauben, sie stünden viel weiter unten, und häufig sind es gerade diese Absichten und Ziele, die uns Stress verursachen. Dazu gehören nicht nur konkrete Ziele, wie eine bestimmte Arbeitsstelle oder Beförderung zu bekommen, eine eigene Wohnung oder ein Haus zu finanzieren und so weiter, sondern vor allem innere Ziele, die dahinter stehen, wie geliebt zu werden, beachtet und anerkannt zu werden, Sicherheit zu haben, einen Verlust zu vermeiden und mehr.

Eine einfache Übung, um die eigenen Prioritäten kennenzulernen und eventuell neu zu verteilen, ist, eine Liste mit den Werten zu erstellen, die wir als wesentlich betrachten, geordnet nach der Wichtigkeit, die wir ihnen beimessen: Liebe, Freiheit, Anerkennung, Erfolg, Macht, Ruhm, Ehre, Wohlstand, Reichtum, Moral, Sicherheit, Ruhe, Helfen, Erfüllung, Weisheit, Erleuchtung und andere Werte.

Wenn Sie Ihre Liste erstellt haben, experimentieren Sie mit einer Änderung der Reihenfolge. Wie fühlt sich die neue Abfolge an? Bereits diese Übung kann viel in Ihrem Leben bewirken, denn Sie werden Ihren Tagesablauf nun unter dem Aspekt sehen, wie er Ihren Prioritäten entspricht.

Erweitern Sie die Liste, indem Sie diese Werte persönlich formulieren, so wie weiter oben beschrieben: Ich möchte geliebt, anerkannt, beachtet, respektiert werden, gesichert sein, ein ethisches Leben führen und so weiter. Schreiben Sie dazu, was Sie dafür tun, um diese Ziele zu erreichen. Experimentieren Sie damit, die Reihenfolge zu verändern. Denken Sie darüber nach, wie Sie diese Ziele außer in der von Ihnen zurzeit gewählten Form erreichen können. Spielen Sie mit Alternativen. Alles geschieht auf dem »Reißbrett«. Sie können sich jeden Gedanken, jede Assoziation und jeden Wunsch folgenlos erlauben. Vielleicht verändert sich jedoch etwas in Ihnen, so als würden sich neue Horizonte eröffnen.

Sprechen Sie limbisch?

Ein interessanter Ansatz, der die Bedeutung des limbischen Systems für unser Leben zugrunde legt, wurde von Martina Erfurt-Weil und Thomas Weil entwickelt: FREE THE LIMBIC by ROMPC®.

Wer limbisch spricht, beherrscht, so Thomas Weil, die Sprache, die Neugier und Lust zu wecken vermag. Sie hilft, andere zu begeistern, Menschen für sich zu gewinnen und glaubwürdig zu sein. Mit limbisch signalisieren wir Wohlwollen und Verständnis, entschärfen Vorurteile, reduzieren Stress und verleihen unseren Forderungen und Wünschen gebührenden Nachdruck.

Wer limbisch versteht, hat noch weitere Vorteile: Er versteht die Sprache, in der andere mitteilen, worum es ihnen eigentlich geht und was sie im Tiefsten bewegt. Auf limbisch sagen Menschen, was sie wirklich von uns erwarten und, wie der Coach und Organisationsberater Weil erklärt, »verrät der Kunde seine wirklichen Kaufmotive«.

Limbisch sprachen wir alle bereits, bevor wir das erste Wort unserer Muttersprache erlernten. Es ist die Sprache unseres »Bauchgefühls«, von nicht begründbaren Ahnungen und Gefühlen von Sympathie und Antipathie, die wir meist nicht in Worte fassen können. »Lange bevor das Frontalhirn einen klugen Gedanken zu fassen vermag, hat das limbische System die gegebene Situation bereits erkannt und bewertet und meistens bereits entschieden. Die Einfluss- und Steuerungsmöglichkeiten unseres Großhirns sind begrenzt.«

Die ROMPC®-Methode wird im Training von Führungskräften, Verkäufern, Servicemitarbeitern und Reklamationsmanagern eingesetzt – und auch, wenn Menschen sich selbst im Wege stehen oder eine Situation nicht lösen können. Der Grundgedanke besteht darin, dass das limbische System nicht auf Überzeugungsarbeit und Einsicht reagiert. Deshalb geht es darum, »heilsame« Reize zu setzen, die diese Hirnregionen gewissermaßen »entwarnen« und somit den Stress reduzieren.

Mit dem Wissen über die Rolle des Gehirns und insbesondere des limbischen Systems kann eine ROMPC®-Erfahrung der richtige Schritt in die richtige Richtung sein. Lernen Sie, mit sich selbst limbisch zu sprechen und Blockaden und Bewertungen aufzulösen, die unter anderem in Verbindung mit dem Tinnitus stehen. In Worte gefasst können solche Blockaden lauten: »Immer erwischt es mich!«, »Ich bin selbst schuld!«, »Warum immer ich und nicht die anderen?«, »Was habe ich falsch gemacht?«, »Recht geschieht es mir!«, »Mein Leben ist nicht mehr lebenswert« und viele andere Überzeugungen. Zu FREE THE LIMBIC by ROMPC® gibt es eine Reihe von Büchern, die Sie im Internet auch als PDF-Ausgabe bekommen können.

4. Selbsthilfemaßnahme: Gewinnen Sie innere Ruhe

Unabhängig davon, woher Ihr Tinnitus kommt, je mehr innere Ruhe und Gelassenheit Sie entwickeln, desto leichter wird es Ihnen fallen, gut mit Ihren Ohrgeräuschen zurechtzukommen oder sie immer mehr zu verlieren. Aus diesem Grund finden Sie an verschiedenen Stellen in diesem Buch Wege, die Entspannung und Ausgeglichenheit bewirken. Dazu gehört auch der Zustand der Trance, den wir alle kennen. Wir können ihn immer und überall erleben. Immer dann, wenn sich unser analytisches Denken zur Ruhe begibt, wir über etwas nachsinnen, etwas betrachten, uns erinnern, eine Zukunftsvision entwickeln, sind wir mehr oder weniger stark in einer Trance. Schläfrigkeit ist eine Form von Trance und ebenso das Versunkensein in eine Tätigkeit, das wir heute *flow* nennen. Musik kann uns in einen Trancezustand versetzen, ein Spaziergang oder das Betrachten eines Bildes. Im Zustand der Trance können wir mit unserem Unbewussten kommunizieren. Trance ist etwas Alltägliches, das wir uns selbst täglich gönnen können.

Im Folgenden finden Sie eine Reihe bewährter Wege der Entspannung. Sie sind für jeden Menschen wichtig, umso mehr, wenn die Stressbelastung durch Symptome wie Tinnitus steigt. Wenn Sie leistungsfähig sein und bleiben wollen, zählt der folgende Grundsatz: Nur wer in der Lage ist, sich zu entspannen, kann sich wieder – im Sinne einer konstruktiven Leistungsfähigkeit – anspannen. Es ist wie beim Atmen: Nur wer wirklich tief ausatmen kann, ist in der Lage, tief einzuatmen.

TrophoTraining®

Eine einfach zu erlernende Selbsthilfemethode für jeden Tag, mit der Sie Abstand gewinnen und sich innerlich regenerieren können, ist das TrophoTraining®. Atem- und Entspannungsübungen in Verbindung mit Autosuggestion reduzieren Stress, fördern die Gelassenheit, hellen die Stimmung auf und stärken das Körperbewusstsein.

Die Übungen können Sie überall unbemerkt ausführen, auch am Arbeitsplatz oder unterwegs. Für eine tiefe und nachwirkende Entspannung sind drei Übungseinheiten von etwa einer Minute täglich ausreichend. Das Training wirkt jedoch auch, wenn Sie nur einmal oder nicht täglich üben. Der Kern der Übungen besteht darin, sich nacheinander auf einige Körperfunktionen zu konzentrieren und dies mit positiven Formulierungen zu verbinden, die sich wiederholen. Dabei geht es nicht darum, nachzuempfinden, was im Körper genau abläuft, sondern intensiv an die Affirmation zu denken. Die Formeln beinhalten Aussagen über Gegebenheiten des Körpers oder des Lebens, so wie sie im Augenblick des Übens sind. Verändert sich etwas bis zur nächsten Übungseinheit, können sich auch die Formulierungen ändern. Damit können auch Formeln zum jeweils aktuellen Stand des Tinnitus eingebunden werden.

Um die Übungen erfolgreich anzuwenden, ist es wichtig, dass Sie die Zusammenhänge verstehen, die zu der inneren Veränderung führen, und dass die Inhalte der Formeln auch tatsächlich zum Übungszeitpunkt vorhanden sind. Beim TrophoTraining® gibt es keinen Leistungsdruck. Es ist im Gegenteil sogar wichtig, die Übungen ohne eine besondere Erwartungshaltung auszuführen.

In der Studie *Golf und Mentales Training* des Sportmedizinischen Instituts der Universität-GH-Paderborn wurde das TrophoTraining® ausgesucht »als Grundlage für die Studie mit dem Ziel, ein Mentaltraining für den Sport zu finden, welches durch seine Einfachheit und Effektivität hervorsticht. Ferner kann dadurch die Leistungsfähigkeit gesteigert werden. Im Idealfall sollen die Übungen bei ausreichender Kenntnis zwischen den Schlägen durchführbar sein und den gewünschten Erfolg bringen«. Das Fazit der Pilotstudie belegte, dass das TrophoTraining® im Gegensatz zu anderen Stress reduzierenden Methoden innerhalb einer kurzen Zeit besonders effektiv ist: »Der Zeitaufwand für das Erlernen dieser Technik liegt deutlich unter den anderen Entspannungsmethoden, und die Dauer des Ausübens beträgt mit circa 90 Sekunden kaum so viel, dass man es nicht überall durchführen könnte. Das Training kann also jederzeit und an jedem Ort ausgeführt werden.« Die Originalstudie finden Sie unter http://www.derbolowsky.de/SSPkarlischStudielang03.pdf.

Volkshochschulen und manche Gesundheitszentren sowie die Private Akademie für Psychopädie von Dr. Derbolowsky bieten Tropho-Training® an. Von dem Entwickler der Methode, dem Facharzt für Frauenheilkunde und Geburtshilfe Dr. Jakob Derbolowsky, gibt es das Buch *TrophoTraining®. So fühle ich mich wohl.*

Meditation

> *»Kurz, indem Zazen durch richtige Atmung, durch Konzentration und rechtes Sitzen die körperlichen, verstandesmäßigen und seelischen Energien wieder in Reih und Glied bringt, stellt es ein neues Körper-Geist-Gleichgewicht her, dessen Schwerpunkt im vitalen hara liegt.«*
> *Philip Kapleau*

Meditation ist uns nichts Fremdes. Beobachten Sie Menschen auf einer Parkbank oder beim Spaziergang. Sie sind oft in sich versunken, wirken entspannt. Diese leichte Trance erleben wir alle täglich, immer dann, wenn wir einen Augenblick »aussteigen« und uns nach innen wenden. Deshalb können Sie sich auch einfach irgendwo hinsetzen oder laufen, und Meditation kann sich einstellen.

Noch intensiver ist die Wirkung, wenn wir uns bewusst dafür Zeit nehmen. Meditation fördert innere Ruhe, Entspannung und Konzentration. Wir lernen, entspannt konzentriert zu sein. Wenn unsere Gedanken kreisen und wir uns nicht lösen können, bringt Meditation Ruhe und Ordnung in unser Denken und Fühlen. Meditieren können Sie im Sitzen oder in der Bewegung. Wenn wir an Meditation denken, denken wir zunächst an die Sitzmeditation. Sie können auf dem Boden auf einem höheren Kissen sitzen und können, aber müssen nicht die Beine überkreuzen. Diese Haltung ist für viele Menschen aus dem Westen ungewohnt, da wir seit unserer Kindheit meist nicht mehr auf dem Boden sitzen. Die von Maharishi Mahesh Yogi entwickelte Transzendentale Meditation (TM) macht sich dieses Wissen zunutze und bietet an, auf einem Stuhl sitzend zu meditieren. Da unser Geist immer beschäftigt ist, bekommt jeder, der in die TM eingeführt wird, ein Mantra, das er im Geist wiederholen kann, wenn die Gedanken abschweifen, und auch, um in den Zustand der Meditation zu gelangen.

Meditation beginnt, indem Sie sich bequem, aber aufrecht hinsetzen. Ihre Fußsohlen berühren den Boden. Nehmen Sie nun Ihre Atmung wahr. Wie atmen Sie? Schnell, langsam, tief, flach? Oben im Brustraum oder bis unten in den Bauch? Wenn Sie in der Art von TM üben wollen, können Sie sich auch selbst ein Mantra suchen, zum Beispiel in einem der Bücher dazu (siehe Anhang). Mantrameditation ist eine alte bewährte Praxis mit langer Tradition. Sagt es Ihnen mehr zu, ohne Mantra auszukommen, können Sie weiter Ihren Atem beobachten. Tiefe Meditation tritt ein, wenn Sie Ihre Aufmerksamkeit auf die Stille richten. Lauschen Sie auf die Stille, nehmen Sie wahr, wie Geräusche auftauchen und wieder verklingen. Ist der Ort, an dem Sie sich befinden, eher laut, nehmen Sie die Momente der Stille zwischen den Geräuschen wahr wie Ebbe und Flut. Bleiben Sie so lange dabei, wie es Ihnen guttut oder es Ihnen Ihre Zeit erlaubt. Eine kurze Zeit in einem wirklich meditativen Zustand zu verbringen, wird Ihnen mehr nützen als ein längeres Ringen um Entspannung. Erlauben Sie sich, wieder aufzustehen, wenn es gerade mal nicht klappt. Es gibt immer ein nächstes Mal. Am Anfang und am Ende Ihrer Meditation können Sie die Hände vor dem Bauch verschränken und ein paar tiefe Atemzüge tun, bei denen Sie beobachten, wie sich die Bauchdecke hebt und senkt.

Meditation in der Bewegung sind zum Beispiel Qigong und Tai-Chi. Die Bewegungen sollen entspannt und dennoch bewusst ausgeführt werden. Ebenso können Sie eine Gehmeditation machen, bei der Sie sich auf Ihre Schritte konzentrieren. Von dem buddhistischen Mönch Thích Nhất Hạnh gibt es (Hör-)Bücher zur Gehmeditation, die Sie im Anhang finden.

5. Selbsthilfemaßnahme: Umgeben Sie sich mit Klängen

Hören ist ein aktiver Vorgang, bei dem bestimmte Geräusche aufgenommen und weitergeleitet werden, während andere durch das »Hörsieb« fallen. Sie können die Fähigkeit, bewusst zu entscheiden, was gehört werden soll, trainieren. Anhand von Hörwahrnehmungsübungen, die Sie allein oder zusammen mit einem Therapeuten machen, lernen Sie, Geräusche aus der Sie umgebenden Geräuschkulisse herauszufiltern und nur die wahrzunehmen, die Sie hören wollen. Naturgeräusche wie das Singen der Vögel oder ein plätschernder Bach eignen sich besonders gut dafür und wirken gleichzeitig beruhigend und entspannend. Jede Art von Hören kann auch ein Hörtraining in diesem Sinn sein.

Hören kann auch in einer eher passiven Form geschehen, bei der Sie in eine Klangkulisse eingebettet sind. Musik, Klänge und Geräusche wirken beruhigend und lenken von den Ohrgeräuschen ab. Der Tinnitus ist weniger präsent, wenn er von anderen Geräuschen umgeben ist. Suchen Sie sich eine angenehme Geräuschkulisse oder unterschiedliche Musikstücke aus, die für verschiedene Stimmungen geeignet sind. Bauen Sie sich ein Klang-Repertoire auf. Vielleicht gehören Sie auch zu den Menschen, die gern immer das Gleiche und nur ein bestimmtes Stück hören. Zum Einschlafen werden Sie vielleicht gern etwas anderes hören als tagsüber, wenn Sie entspannen wollen. Nehmen Sie sich Zeit, bewusst Musik zu hören, sie also nicht nur im Hintergrund laufen zu lassen. Kopfhörer bieten einen besonders intensiven Klangeindruck. Probieren Sie aus, ob Sie gut damit zurechtkommen, und wenn ja, wählen Sie Zeiten aus, in denen Sie sich mit Kopfhörern an einen angenehmen Ort setzen und einfach der Musik lauschen.

Machen Sie Ihr eigenes kleines Hörtraining

In diesen Zeiten können Sie auch Ihr eigenes kleines Hörtraining absolvieren: Versuchen Sie ab und zu, bestimmte Instrumente aus der Musik herauszuhören, zum Beispiel die Gitarre, das Klavier oder Schlagzeug. Konzentrieren Sie sich auf die Stimme oder ein bestimmtes Naturgeräusch, und lassen Sie die übrigen Klänge in den Hintergrund treten. Wechseln Sie dann wieder zum reinen Lauschen, ohne besondere Konzentration. Atmen Sie ruhig. Auf diese Weise trainieren Sie Ihre Hörfilter und regen sanft eine Neuvernetzung im Gehirn an.

Die Bedeutung von Geräuschen

Machen Sie sich bewusst: Jeder Ton und jedes Geräusch, das wir einmal gehört haben, hat für uns eine Bedeutung, die wir irgendwann erlernt und im emotionalen Speicher unseres Gehirns abgelegt haben. Ebenso bekommt jeder neue Klang eine eigene Bedeutung, je nachdem, in welchem Zusammenhang wir ihn hören und mit welchen Ereignissen er verknüpft ist. Die Bedeutung kann sich mit unseren Gefühlen verändern. Wenn wir uns gut fühlen, kann es sein, dass wir sogar ein Geräusch als unproblematisch empfinden, das uns zu anderen Zeiten belastet. Eine Rolle spielt auch, von wem das Geräusch kommt. Mögen wir diese Person, werden wir es in der Regel anders bewerten oder akzeptabler finden als bei einem Fremden oder jemandem, den wir ohnehin ablehnen. Menschen, die gut mit ihrem Tinnitus zurechtkommen, bewerten die Geräusche häufig anders. Sie haben zum Beispiel ein Bild für die Ohrgeräusche gefunden, das ihnen angenehm ist (»Mein Tinnitus klingt wie das Rauschen eines Wasserfalls«), oder nehmen ihn als einen Teil ihres Lebens an, mit dem sie leben, so wie andere mit anderen Beschwerden leben. Die Rolle der Bewertung wird auch dadurch deutlich, dass die Lautstärke oder Art der Geräusche nicht ausschlaggebend dafür ist, ob ein Mensch an seinem Tinnitus leidet oder nicht. Das bedeutet nicht, dass mit Ihnen etwas nicht stimmt, wenn Sie die Geräusche nur schlecht ertragen können, und auch nicht, dass es ganz einfach möglich ist, den Schalter umzulegen und den Tinnitus plötzlich bedeutungslos oder gar angenehm zu finden. Es bedeutet aber, dass es grundsätzlich möglich ist, den Tinnitus anders zu bewerten, ebenso wie es möglich ist, alle anderen Erfahrungen des Lebens auf mehr als eine Weise zu deuten und zu bewerten. Eine solche Veränderung braucht Zeit, und wenn sie scheinbar in einem Augenblick mit einer plötzlichen Erkenntnis geschieht, hat sie sich lange vorher in uns vorbereitet, ohne dass wir uns dessen bewusst waren.

Naturgeräusche

Gehen Sie hinaus und lauschen Sie der Natur. Sie bietet eine Vielzahl von Geräuschen, die die menschliche Entwicklung begleitet haben. Wir haben deshalb einen tiefen, archaischen Bezug zu diesen Lauten. Sie heben sich wohltuend gegen Verkehrslärm, dröhnende Stereoanlagen oder andere Geräusche des modernen Lebens ab. Ein Spaziergang schenkt Ihnen nicht nur zahlreiche und unterschiedlichste Laute, sondern auch beruhigende und entspannende visuelle Eindrücke.

Auch Aufnahmen von Naturgeräuschen sind sinnvoll. Sie können sie ergänzend einsetzen oder, wenn keine Möglichkeit besteht, in die Natur zu gehen, auch ausschließlich verwenden. Alle Arten von Naturgeräuschen sind hilfreich. Hören Sie Meeresrauschen, einen Wasserfall, das Knistern von Feuer im Kamin, das Rauschen des Regens oder das Sausen des Windes. Vielleicht bevorzugen Sie Geräusche von Tieren wie den Gesang von Vögeln oder das Zirpen von Grillen. Ein leise plätschernder Springbrunnen zu Hause oder in Ihrem Büro befeuchtet darüber hinaus die Luft in geheizten Räumen. Es gibt DVDs mit Naturgeräuschen, die Sie auch nebenbei laufen lassen können.

Noiser, Masker und weißes und rosa Rauschen

Noiser und Masker sind elektronische Rauschgeneratoren, die, wie der Name besagt, ein Grundrauschen erzeugen. Technisch gesehen sind beide Geräte das Gleiche. Sie unterscheiden sich in der Art der Anwendung und dem damit verbundenen Therapieansatz.

Noiser werden deutlich leiser als der Tinnitus-Ton eingestellt, sodass er gerade noch zu hören ist. Damit vergrößert das von dem Noiser erzeugte Rauschen das Hörangebot, ohne die Ohrgeräusche zu überdecken. Der Tinnitus ist durch das Hintergrundrauschen nicht mehr so dominant und kann leichter von der Wahrnehmung ausgeblendet werden. Die Nervenbahnen im Hörsystem werden aktiviert, und ein Lernprozess kann in der Hörverarbeitung stattfinden, die darauf ausgerichtet ist, den Tinnitus auch unter anderen Bedingungen ausblenden zu können. Noiser werden in der Tinnitus-Retraining-Therapie eingesetzt (siehe dort).

Bei einem **Masker** wird der Rauschgenerator so laut eingestellt, dass er den Tinnitus überdeckt. Bei dieser symptomatischen Behandlung findet kein Lerneffekt statt. Diese Form der Behandlung ist vor allem für Betroffene sinnvoll, die im Allgemeinen gut mit ihrem Tinnitus umgehen können und nur in bestimmten Situationen darunter leiden, zum Beispiel wenn sie angestrengt sind und viel Stress haben. Masker sorgen vorübergehend für Entspannung und Erholung.

Noiser und Masker können im Ohr oder dahinter getragen werden. Bei schwerhörigen Patienten kann man sie mit einem Hörgerät kombinieren. Der HNO-Arzt verschreibt je nach Bedarf einen Noiser für ein Ohr oder zwei für beide Ohren. Der Noiser wird von einem Hörakustiker angefertigt, der einen Abdruck der Ohrmuschel macht, damit das Gerät auch richtig passt. Der Gehörgang muss frei bleiben, damit die Geräusche aus der Umgebung weiterhin gehört werden können. Bei schwerhörigen Patienten kann der Noiser mit einem Hörgerät kombiniert werden.

Das von Noisern und Maskern erzeugte Rauschen wird »weißes Rauschen« genannt. Es enthält alle Frequenzen, ebenso wie weißes Licht alle Farben enthält. Das Energieniveau jeder Frequenz bleibt dabei gleich. Weißes Rauschen wird als höhenbetont empfunden und klingt wie ein Radio, bei dem kein Sender eingestellt ist. In einer angenehm leisen Lautstärke bildet es ein neutrales Hintergrundgeräusch, das man schon nach kurzer Zeit nicht mehr wahrnimmt. Gleichzeitig hat es den Effekt, dass der Tinnitus weniger wahrgenommen wird. Er wird sozusagen in das Rauschen eingebunden (Noiser) oder übertönt (Masker).

Weißes Rauschen wird nicht nur eingesetzt, um Tinnitus und andere Geräusche zu übertönen, sondern zum Beispiel auch, um Babys zu beruhigen, und eignet sich deshalb auch bei Geräuschüberempfindlichkeit (Hyperakusis).

Bei Hyperakusis wird häufig auch rosa Rauschen (1/f-Rauschen) empfohlen, das dem weißen Rauschen ähnelt. Der Unterschied liegt darin, dass der Pegel in den höheren Frequenzen immer kleiner wird, wodurch die tieferen Frequenzen betont werden und der Klang den Alltagsgeräuschen ähnlicher ist.

Physiologisches Rauschen

Ein spezielles Frequenzgemisch zur Behandlung von Tinnitus und Hyperakusis wurde an der Universitäts-HNO-Klinik Tübingen entwickelt: das physiologische Rauschen. Es entstand 2001 als Nebenergebnis der Promotion von Dr. Marc Scherer über die Mikromechanik des Innenohrs. Die spektrale Dichte des Rauschens ist so aufgebaut, dass sie das Innenohr beim Hören gleichmäßig in Bewegung versetzt. Es soll von zahlreichen Anwendern als sehr angenehm wahrgenommen werden.

Das physiologische Rauschen ist auf CD erhältlich und kann über Kopfhörer oder Lautsprecher gehört werden. Die Aufnahme kann als Noiser oder Masker verwendet werden und stellt eine mögliche preiswerte Alternative zu beiden dar. Ebenso wie bei diesen Geräten sollen die Betroffenen lernen, die Aufmerksamkeit bewusst zu lenken und Kontrolle über den Tinnitus zu bekommen. Weitere Anwendungsmöglichkeiten des physiologischen Rauschens sind, es als Hintergrundrauschen zur Entspannung und als Einschlafhilfe einzusetzen, als Trainingsgeräusch zur Desensibilisierung bei Hyperakusis, als Trainingshintergrund für Cochlea-Implantat-Träger und zum günstigen Ausprobieren, ob eine Desensibilisierungstherapie wie die Tinnitus-Retraining-Therapie infrage kommt. Auf der Homepage www.innenohr.de finden Sie eine Bestellmöglichkeit und eine Hörprobe. Die CD wird auch von anderen Anbietern vertrieben. Stellen Sie sich unter dem Begriff des physiologischen Rauschens keine überraschende Klangkulisse vor, ebenso wenig unter weißem oder rosa Rauschen. Bei allen drei Formen handelt es sich einfach um ein Rauschen, das aufgrund der Frequenzenverteilung etwas unterschiedlich wahrgenommen wird und sich in den Wirkungen unterscheidet.

Fraktale Musik

Fraktale sind Formen, die sich selbstähnlich wiederholen. Betrachtet man einen kleinen Teil eines Fraktals – und dabei ist es unerheblich, wie klein der Teil ist –, erhält man einen Eindruck von der gesamten Struktur. Jeder Teil ist gewissermaßen eine Miniaturkopie des Ganzen, wobei die Kopien ähnliche Muster aufweisen, aber eben nicht identisch sind. Jeder Teil stellt ein Bild dar, das den anderen Teilen und dem Gesamtbild ähnelt. Die gesamte Natur ist fraktal aufgebaut: Bäume verzweigen sich in Äste; Gebirgszüge und Hügel, Steine und Flüsse weisen diese besondere Form der Ähnlichkeit auf. Auch unser Blutkreislauf verzweigt sich in viele, nicht gleiche, aber sich ähnelnde Adern. Musik kann ebenfalls einen fraktalen Charakter haben.

Fraktale Klänge haben einen besonderen Reiz. Sie sind angenehm, entspannend und wirken ausgleichend. Die selbstähnlichen Tonmuster wiederholen sich in einem genügend großen Umfang, um eingängig zu sein, und weisen gleichzeitig so viele Abweichungen auf, dass sich keine echten Wiederholungen ergeben. Erzeugt wird fraktale Musik von einem Algorithmus – einer mathematischen Handlungsanweisung – auf dem Computer. Der mathematische Hintergrund sorgt dafür, dass die Wiederholungen unregelmäßig und nicht vorhersehbar sind. Weder die Melodie noch das Tempo wechseln schnell oder gar unerwartet, was einer der Gründe für die entspannende Wirkung ist.

Obwohl zurzeit noch keine Forschungsergebnisse vorliegen, könnte fraktale Musik zu einer wichtigen Entspannungshilfe werden. Einige Hersteller von Hörgeräten haben sie als Programmpunkt bei ihren Hörhilfen aufgenommen. Diese Geräte sind zwar bisher nicht speziell als gegen Tinnitus wirksam ausgewiesen, könnten jedoch einen ähnlichen Effekt haben wie die akustische Neuromodulation, die die Tinnitus erzeugenden Fehlschaltungen im Gehirn mit einer speziellen Stimulation »aus dem Takt bringen« und neue Verschaltungen anregen will. Fraktale Musik finden Sie im Internet zum Beispiel bei YouTube oder auf CDs und im MP3-Format.

Musik- und Klangtherapie

Eine Musik- und Klangtherapie machen Sie bereits, wenn Sie sich mit Musik oder Klängen umgeben. Zusammen mit einer Therapeutin oder einem Therapeuten können Sie noch intensiver von der heilsamen Kraft der Klänge profitieren. Darüber hinaus gibt es neuere Forschungen zu einer maßgeschneiderten Tinnitus-Musik und anderen musiktherapeutischen Verfahren, mit deren Hilfe eine Musik hergestellt wird, die auf Ihre Bedürfnisse zugeschnitten ist und die Sie dann auch zu Hause hören können. Da Sie diese Musik zwar allein anwenden, aber nicht selbst herstellen können, werden diese Verfahren in der Rubrik »Tinnitus natürlich heilen: Wege, für die Sie fachkundige Hilfe brauchen« (S. 211–220) vorgestellt.

6. Selbsthilfemaßnahme: Stimulieren Sie Ihren Geist

»Das Glück Deines Lebens hängt von der Beschaffenheit Deiner Gedanken ab.«
Marc Aurel
»Wir sind, was wir denken. Alles, was wir sind, entsteht aus unseren Gedanken. Mit unseren Gedanken erschaffen wir unsere Welt.«
Buddha

Musik und Töne rufen Assoziationen, Gedanken und Bilder hervor. Sie erinnern uns an Erlebtes, Gesehenes oder erzeugen eigene Bilder. Verbinden Sie Ihren Tinnitus mit angenehmen Bildern, die Ihren Ohrgeräuschen entsprechen. Vielleicht klingt Ihr Tinnitus wie das

Rauschen eines Baches, wie das Brausen des Windes oder das Sausen einer Windmühle, wie das Zirpen einer Grille oder Knistern des Feuers im Kamin.

Negative Gedanken wie »Heute ist es besonders schlimm« oder »Ich will nur, dass die Geräusche weggehen« machen es schwierig, positive Verknüpfungen herzustellen. Vielleicht ist es gut, sich zuerst mit den negativen Gedanken zu befassen, die im täglichen Selbstgespräch durch Ihr Bewusstsein ziehen. Nehmen Sie sich Zeit, um einmal Ihre Denkmuster zu beobachten. Was denken Sie häufig? Wie denken Sie? Haben Sie häufiger negative, ängstliche oder wütende Gedanken? Halten sich angenehme und unangenehme Gedanken die Waage, oder denken Sie meist neutral bis positiv? Beobachten Sie im nächsten Schritt Ihre Gefühle und körperlichen Reaktionen, die die entsprechenden Gedanken in Ihnen auslösen. Tun Sie Ihnen gut? Werden Sie gelassener, gut gestimmt und stärker? Oder ziehen Ihre Gedanken Sie herunter, verstärken jedes Problem oder machen sogar ein Problem aus etwas, das in einer anderen Stimmung und aus einer anderen Warte betrachtet gar keines ist?

Unsere Gefühle bringen unsere Gedanken und Vorstellungen hervor, aber ebenso erzeugen unsere Gedanken und Vorstellungen Gefühle. Wir können unsere Gefühle und Gedanken beeinflussen. Einige Wege, dies zu tun, stelle ich Ihnen hier vor.

Erzeugen Sie eine positive Grundstimmung durch Musik und Bilder

Beeinflussen Sie Ihre Gedanken, indem Sie einen Boden aus positiven Gefühlen bilden. Hören Sie Musik. Entweder die Musik, die Sie ohnehin für Ihren Tinnitus ausgewählt haben, so wie es in dem anderen Kapitel über Musik und Klänge beschrieben ist, oder Musik einer Stilrichtung, die Sie entspannt und gut stimmt. Ludwig van Beethoven, der selbst von Tinnitus geplagt war und schließlich taub wurde, nannte den ersten Satz seiner 6. Sinfonie »Erwachen heiterer Gefühle bei der Ankunft auf dem Lande«. Er war ein großer Naturliebhaber und liebte Spaziergänge in der Natur. 1815 schrieb er in einem Skizzenblatt:

»Mein Dekret: nur im Lande bleiben. Wie leicht ist in jedem Flecken dieses erfüllt! Mein unglückseliges Gehör plagt mich hier nicht. Ist es doch, als ob jeder Baum zu mir spräche auf dem Lande: heilig, heilig! Im Walde Entzücken! Wer kann alles ausdrücken? Schlägt alles fehl, so bleibt das Land selbst im Winter wie Gaden, untere Brühl usw. Leicht bei einem Bauern eine Wohnung gemietet, um die Zeit gewiss wohlfeil. Süße Stille des Waldes! Der Wind, der beim zweiten schönen Tag schon eintritt, kann mich nicht in Wien halten, da er mein Feind ist.«

Setzen Sie eine andere Brille auf

»Die Menschen werden nicht von den Dingen, sondern von den Meinungen über die Dinge gepeinigt.«
Karl Leberecht Immermann

Ob und wie sehr ein Mensch unter seinem Tinnitus leidet, hängt nicht so sehr von der Lautstärke und Art der Geräusche ab. Es sind die negativen und oft Angst und Stress auslösenden Verknüpfungen, die den eigentlichen Grad der Belastung bestimmen. Dies gilt nicht nur für Tinnitus. Wir alle haben prägende Erfahrungen gemacht. Wenn sie mit problematischen Vorstellungen und Zukunftsängsten verbunden sind, wird jedes weitere Erlebnis, das in eine ähnliche Richtung geht, davon überlagert sein. Nicht umsonst sprechen wir davon, die »Dinge in einem neuen Licht zu sehen«. Diese, wie es scheint, so einfache aber ganz und gar wundersame Fähigkeit kann Berge versetzen, und es ist möglich, sie zu trainieren.

Eine Reihe von therapeutischen Ansätzen arbeitet mit der Kunst des »Reframing«. Dabei geht es darum, dem Bild, das wir hinsichtlich bestimmter Eindrücke aufgebaut haben, einen neuen »Rahmen« zu geben. Die Idee des neuen Rahmens geht darauf zurück, dass der Bilderrahmen entscheidend dafür sein kann, ob ein Kunstwerk dem Betrachter schöner, unbedeutender, angenehmer oder unangenehmer erscheint. Im geistigen Sinn steht der »Rahmen« für eine mentale Festlegung, die immer nur eine Form des Sehens und Deutens zulässt. Verlassen wir diesen Rahmen, werden neue Vorstellungen und Interpretationen möglich.

Reframing kann durch neue Eindrücke und Erkenntnisse angeregt werden oder zum Beispiel, indem man die Angelegenheit einmal mit Humor betrachtet. Selbst in ausgesprochen schwierigen Situationen entwickeln manche Menschen einen sogenannten Galgenhumor und deuten ihre Lage auf humorige oder ironische Weise in einen Vorteil um. Das bedeutet nicht, dass Sie Ihren Tinnitus bagatellisieren, sondern dass Sie – falls Ihnen diese Art von Humor liegt – eine gewisse Distanz dazu aufbauen können.

Beim Umdeuten geht es nicht darum, sich den Tinnitus oder eine Situation einfach schönzureden. Wenn Sie sich als Opfer Ihrer Ohrgeräusche fühlen, können Sie diese Rolle verlassen, indem Sie in eine aktive Rolle gehen, aus der heraus Sie in der Lage sind, die notwendigen Schritte zu unternehmen und sich selbst zu helfen. Aus »Ich kann nichts tun« kann ein »Ich unternehme etwas« werden, indem Sie aktiv werden und auch dann, wenn Sie schon einiges ausprobiert haben, nochmals neue Wege gehen. Stellen Sie sich die Frage: »Wie würde es mir gehen, wenn ich die Ohrgeräusche anders sehen würde?«

Manchmal haben wir das Gefühl, dass wir etwas gern tun würden – zum Beispiel in einer Angelegenheit aktiv werden –, aber wir haben den Eindruck, es würde nicht gehen. In solchen Fällen hilft die »Als-ob-Strategie«. Kinder lieben es, so zu tun, als ob sie ein Indianer, Detektiv, die rote Zora, Barbie oder ein berühmter Professor, eine Schauspielerin oder ein Fußballer wären. Mit den Jahren fällt es uns oft nicht mehr ganz so leicht, so zu tun, als ob wir ein anderer Mensch wären und ganz andere Dinge tun könnten als die, von denen wir glauben, sie wären uns möglich. Das Gleiche gilt dafür, so zu tun, als ob Situationen anders wären. Doch wir verlieren diese Fähigkeit nie vollständig und können sie im Gegenteil in jedem Alter trainieren und unsere innere Flexibilität erhöhen.

Tun Sie einmal so, als ob Ihr Tinnitus ein wohlmeinender Freund wäre, der Ihnen etwas Wichtiges mitteilen möchte. Was wäre dann anders? Was wäre überhaupt anders, wenn Sie mit dem Tinnitus gut zurechtkämen? Wie würden Sie sich fühlen, was würden Sie tun? Die »Tun-als-ob-Strategie« hilft, gedankliche Festlegungen zu überwinden, Ideen zu entwickeln und den Geist durchzulüften. Fragen Sie sich auch, was Sie durch Ihren Tinnitus lernen können. Vielleicht entwickeln Sie eine neue Beziehung zu Ihrem Körper und seinen Bedürfnissen, oder Sie lernen, dass Sie in der Lage sind, eine gewisse Kontrolle über die in Ihnen ablaufenden Prozesse zu gewinnen, die Sie zuvor nicht in dem Maße hatten.

Auch der Satz »Wer weiß, wozu es gut ist« kann hilfreich sein, selbst wenn er Ihnen im ersten Augenblick makaber erscheinen mag. Vielleicht gibt es einen »verdeckten Gewinn«, wenn der Tinnitus erhalten bleibt. Ein solcher Gewinn kann darin bestehen, dass Ihr »Feuermelder« nicht einfach schweigt, obwohl es noch brennt und Sie zum Beispiel dringend etwas unternehmen müssten, um besser für sich zu sorgen. Oder er schützt Sie vor Pflichten und Entscheidungen. Nicht zuletzt kann uns dieser Satz darauf aufmerksam machen, dass wir nicht immer wissen, weshalb bestimmte Dinge geschehen und was sie letztlich in unserem Leben bewirken, wie die folgende Geschichte zeigt:

Eines Tages brach das einzige Pferd, das ein armer Bauer hatte, aus seiner Koppel aus und flüchtete in die Berge. Als sein Nachbar davon erfuhr, war ihm sofort klar, wie sehr ihn der Verlust treffen musste. Wie konnte der Bauer sein kleines Stück Land ohne das Pferd bearbeiten? Und was würde ohne Ernte aus seiner Familie werden?

»So ein Pech!«, sagte er zu dem Bauern.

»Ob Glück oder Pech, wer weiß, wofür es gut ist«, entgegnete der Bauer, dem das Pferd davongelaufen war.

Einige Tage später kam das Pferd zurück, und mit ihm kam eine ganze Schar an Pferden.

»So ein Glück!«, sagte der Nachbar. »Nun kannst du die neuen Pferde zureiten und sie verkaufen.«

»Ob Glück oder Pech, wer weiß, wofür es gut ist«, sagte der Bauer.

Aber er tat, was ihm der Nachbar vorgeschlagen hatte. Sein Sohn und er begannen, die Pferde zuzureiten. Als ein Pferd scheute, fiel der Sohn des Bauern herunter und brach sich ein Bein.

»So ein Pech!«, sagte da der Nachbar.

Der Bauer zuckte nur mit den Achseln. »Ob Glück oder Pech, wer weiß, wofür es gut ist«, antwortete er.

Das Bein des Sohnes war noch nicht verheilt, da brach ein Krieg aus. Alle körperlich gesunden jungen Männer wurden zum Kriegsdienst eingezogen, nur der Sohn des Bauern nicht.

»So ein Glück!«, sagte der Nachbar. »Unsere Söhne wurden eingezogen!«

Und wieder antwortete der Bauer: »Ob Glück oder Pech, wer weiß, wofür es gut ist.«

Vielleicht gelingt Ihnen das Umdenken allein nicht in dem Maße, in dem Sie es sich wünschen. Suchen Sie sich kompetente Hilfe. Manchmal kann schon eine Freundin oder ein Freund helfen. Ansonsten gibt es Therapeuten, die zum Beispiel mit NLP (Neurolinguistischem Programmieren) arbeiten, aus dem die Technik des Reframing stammt. Helfen kann auch eine kognitive Therapie.

Eine kognitive Therapie kann helfen

> *»Es sind nicht die Dinge an sich, die uns beunruhigen, sondern unsere Sicht der Dinge.«*
> *Epiktet*

Kognitive Therapien gehen davon aus, dass die Art und Weise, wie wir denken, bestimmt, wie wir uns fühlen, verhalten und wie unser Körper reagiert. Sie arbeiten daran, unsere Einstellungen, Gedanken und Bewertungen bewusst zu machen und gegebenenfalls zu verändern. Auch irrationale Überzeugungen, die wir in keinster Weise begründen können und die uns möglicherweise am Fortschritt hindern, können uns so deutlich werden. Kognitive Therapien, zu denen die kognitive Verhaltenstherapie und die rational-emotive Therapie gehören, fragen nicht danach, wie die Dinge objektiv sind – das können wir nämlich ohnehin nicht wissen –, sondern nach der subjektiven Sicht eines Menschen, die förderlich oder hinderlich für ihn sein kann. Die Art, wie wir uns selbst und die Welt wahrnehmen, entsteht durch einen individuellen Selektionsprozess, bei dem wir das eine hervorheben und anderes durch unser Wahrnehmungsraster fällt. Grundlage dafür ist unsere Bewertung. Viele Bewertungen können nicht für alle Menschen gleichermaßen gültig sein, da jeder Mensch für sich genommen und jede Kultur ihre Wirklichkeit anders aufbaut. Was wir wahrnehmen und wie wir das tun, wird von unserer Sozialisation beeinflusst, der wir mehr oder weniger folgen können. Vor allem ist es eine Frage des Standpunktes, den wir einnehmen. Eine kognitive Therapie kann Sie dabei unterstützen, bewusste und unbewusste Einstellungen und ihre Auswirkungen zu erkennen und eine neue Einstellung zu Ihrem Tinnitus zu gewinnen, durch die sich Ihre Wahrnehmung und Bewertung der Geräusche zum Besseren wendet.

Halten Sie an Ihren Hobbys fest

Tinnitus veranlasst manche Betroffenen, sich zurückzuziehen und ihre Hobbys aufzugeben. Sie meiden den Kontakt zu Menschen und reduzieren ihren Lebensradius. Wenn Sie zu diesen Menschen gehören, haben Sie vielleicht bereits bemerkt, dass Ihre Tinnitus-Belastung dadurch nicht wirklich sinkt. Im Gegenteil steigt meist die Empfindlichkeit im sozialen Kontakt an, weil nicht geübt wird, den Tinnitus auch beim Zusammensein mit anderen Menschen zu »managen«. Halten Sie Ihren Lebensrhythmus nach Möglichkeit aufrecht. Gehen Sie angenehmen Beschäftigungen nach. Vielleicht gibt es regelmäßig wiederkehrende Zeiten, in denen Sie den Tinnitus stärker wahrnehmen. Dies sind gute Gelegenheiten, sich mit Aktivitäten abzulenken, die Ihnen ohnehin Freude machen. Ob durch Sport, Spaziergänge, ein Kaffeekränzchen, Fotografieren, Fischen, Gartenarbeit oder Malen – tun Sie etwas, das Sie in den Zustand von *flow* versetzen kann: ein Aufgehen in dem, was Sie tun.

7. Selbsthilfemaßnahme: Stimulieren Sie Ihren Körper

Verändern Sie Ihre Körperhaltung

Unsere Gefühle und unser Denken beeinflussen unsere Körperhaltung und die Art und Weise, wie wir mit unserem Körper umgehen. Umgekehrt wirkt sich die Körperhaltung auf unseren seelischen Zustand aus und in der Folge auf die Art, wie wir die Dinge sehen und bewerten. Ein einfaches Beispiel, das Sie vielleicht kennen, ist unsere Ganghaltung. Wenn wir aufrecht gehen, fühlen wir uns kraftvoller und sind besser gestimmt als mit einer gebeugten oder zusammengesunkenen Haltung. Den Unterschied können Sie ganz leicht feststellen, indem Sie ein paar Mal zwischen beiden Haltungen hin und her wechseln.

Ändern Sie Ihre Körperhaltung, Mimik oder Gestik, und Ihr Erleben verändert sich – auch des Tinnitus. Experimentieren Sie spielerisch mit Ihrem Körper, und finden Sie heraus, welche Veränderungen sich am besten für Sie auswirken

Lernen Sie, Ihren Körper zu entspannen

»Entspannung macht das Gehirn frei und versetzt es in die Lage, ein breiteres, feiner gegliedertes Spektrum an Fakten und Eindrücken wahrzunehmen und darauf zu reagieren. Eine nicht eingeengte Wahrnehmung kann sich insofern förderlich auf die Gesundheit auswirken, als damit Gehirn und andere Körpersysteme in die Lage versetzt werden, optimal Probleme zu erkennen und entsprechend zu reagieren.«
Dennis Lewis

Menschen mit Tinnitus sind oft nicht in der Lage, sich auf einer tiefen Ebene zu entspannen. Wenn sie dieses Loslassen gelernt haben, verringern sich die Ohrgeräusche. Mit einer geeigneten Anleitung oder Unterstützung gelingt das Entspannen leichter und kann später auch ohne Hilfe geschehen. Der Cranio-Sacral-Therapeut Julian Cowan Hill hat ein Zwölf-Monate-Tinnitus-Coaching-Programm entwickelt, in dem er schreibt: »Ein Mensch mit Tinnitus ist typischerweise an der Basis des Kopfes und entlang der Wirbelsäule angespannt. Oft fühlt sich der Körper so an, als ob er sich in einer Habachtstellung befindet. Einmal lag ein Mann auf der Liege und behauptete, er sei entspannt, und doch berührte sein Kopf noch nicht einmal das Kissen! Er war sich dessen nicht bewusst, und als ich es ihm sagte, musste er seine Hand hinter den Kopf legen, um zu prüfen, ob ich die Wahrheit sagte. Ich habe buchstäblich Hunderte von Menschen mit Tinnitus getroffen, die sich ihres Körpers kaum bewusst waren, weil sie in ihrem Tinnitus eingesperrt waren und wie taub dafür waren, was bei ihnen vorging.«

Unabhängig davon, ob Ihr Tinnitus durch Stress, ein Lärmtrauma oder eine andere Ursache ausgelöst wurde, bewirkt er ein gewisses Maß an Stress, das sich in körperlichen Reaktionen und Verspannungen niederschlägt. Auch ohne Ohrgeräusche haben viele Menschen eine verkrampfte Muskulatur, und meist sind sie sich dessen nicht bewusst. Ein Gang zum Physiotherapeuten oder -therapeutin kann sich für Sie auch dann lohnen, wenn Sie glauben, Ihr Körper sei gut genug »in Schuss«. Lassen Sie prüfen, ob Ihre Haltung wirklich gerade ist, ob Ihre Beine durch Fehlhaltungen und sich daraus ergebende Muskelverspannungen unterschiedlich lang sind (der Unterschied kann so gering sein, dass Sie ihn nicht bemerken, Ihr Körper aber schon). Wenn Sie sich eine Akupressur der entsprechenden Muskelpunkte gönnen, werden Sie feststellen, was Entspannung auf der körperlichen Ebene wirklich ist und was sie innerlich mit Ihnen macht. Legen Sie sich danach hin und genießen Sie den Zustand, solange er intensiv ist. Die tiefe körperliche und seelische Entspannung wird sich positiv auf Ihren Tinnitus auswirken. Wenn es Ihnen gelingt, Ihren Körper entspannt genug zu halten oder immer wieder für Entspannung zu sorgen, kann sich auch bei den Ohrgeräuschen eine anhaltende Verbesserung ergeben.

Wir lassen uns massieren, liegen in der Sonne, gehen in die Sauna – aber oft ist die Gedankenspirale dabei oder wird kurz danach wieder hochgefahren. Die größte Wirkung werden Sie erzielen, wenn Sie sich danach mindestens ein paar »entschleunigte« Stunden gönnen oder sogar die eine oder andere Veränderung in Ihrem Tagesablauf vornehmen. Letztlich geht es um die Entscheidung, ob Sie Ihre Bedürfnisse ernster nehmen wollen oder ob Ihnen bestimmte Leistungen wichtiger sind. Wenn Sie sich für sich und Ihre Bedürfnisse entscheiden, entscheiden Sie sich ernsthaft gegen den Tinnitus.

Progressive Muskelentspannung nach Jacobson

Eine bekannte und bewährte Methode, um Stress, Unruhe und Nervosität abzubauen, ist die progressive Muskelentspannung. Sie hilft bei körperlichen und psychosomatischen Beschwerden wie Herzklopfen, Schwitzen und Zittern, kann bei Schlaflosigkeit angewandt werden und ist auch häufig wirksam bei Schmerzen.

Die Methode ist so effektiv, wie sie einfach ist: Zunächst werden bestimmte Muskeln angespannt, die Spannung gefühlt und danach wieder entspannt. Der Zustand der Entspannung in den entsprechenden Muskeln wird wieder bewusst wahrgenommen. Durch die Konzentration auf den Wechsel zwischen Anspannung und Entspannung und die unterschiedlichen Empfindungen, die dabei ausgelöst werden, senkt sich durch die intensivere Körperwahrnehmung die generelle Muskelspannung im Körper. Mit ein wenig Übung gelingt die Entspannung der Muskeln auch ohne vorheriges Anspannen. Da Körper und Psyche aufeinander einwirken, bewirkt die progressive Muskelentspannung auch eine seelische Entspannung, die sehr tief gehen kann.

Die Methode wurde Anfang des 20. Jahrhunderts von Edmund Jacobson entwickelt. Der Arzt und Physiologe fand heraus, dass innere Spannungszustände wie Angst und Stress zu einer Anspannung der willkürlichen Bewegungsmuskulatur sowie der unwillkürlichen Muskulatur der inneren Organe führen. Seine Forschungen zeigten, dass ein Nachlassen dieser Muskelspannungen die Gesundheit positiv beeinflusst, sowohl als Prävention als auch bei gegebenem Anlass. Als »progressiv« wird diese Entspannungstechnik bezeichnet, weil sich die Muskulatur im Verlauf des Trainings immer mehr entspannt und auch immer mehr Muskeln gleichzeitig erreicht werden. Fortgeschrittene können die Übungen mit autogenem Training, Meditation und Imagination kombinieren.

Erfinden Sie Ihr eigenes Tinnitus-Theater

Zurückgehaltene Gefühle und Reaktionen, die eigentlich nach außen drängen, stehen oft in Verbindung zu Tinnitus. Diese Gefühle können Sie innerhalb einer Gruppe, zum Beispiel im Rahmen eines Gruppen-Psychodramas ausdrücken. Psychodrama ist eine Art Stegreiftheater, bei dem die Hauptdarstellerin oder der Hauptdarsteller (also Sie) sein Thema wie auf einer Bühne inszeniert. Gegenwärtige, vergangene, zukünftige oder erdachte Situationen werden in Szene gesetzt, wodurch lebensblockierende Umstände oder solche, die Symptome hervorgerufen haben, geklärt und bewältigt werden können. Im Rollenspiel erschließen sich die Ursachen von Konflikten, selbstschädigende Rollen, Kränkungen und Frustrationen. Ebenso lassen sich beim Psychodrama bisher ungenutzte oder unbekannte Möglichkeiten entdecken und erproben. Im Rollenspiel werden neue Verhaltensweisen eingeübt. Psychodrama findet in einer Gruppe oder auch als Einzeltherapie statt, bei der Gegenstände die zusätzlichen Rollen übernehmen. Im Psychodrama oder in einer systemischen Aufstellungsarbeit, die eine weitere Form der Inszenierung darstellt, können Ihr Tinnitus und seine Hintergründe aufgenommen werden und Ihnen neue Lösungswege oder Einsichten verschaffen, die weiterhelfen.

Lassen Sie sich von dem Gedanken des Psychodramas inspirieren. Machen Sie Ihr Zuhause zu einer Bühne. Stellen Sie sich in den Raum und beginnen Sie, sich zu bewegen. Wie klingt Ihr Tinnitus? Wenn es ein rauschendes Geräusch ist, tut es vielleicht gut, den Laut mit den Lippen beim Ausatmen nachzuahmen. Ist es ein Pfeifen, pfeifen Sie mit. Bewegen Sie in jedem Fall auch immer Ihren Körper, unabhängig davon, ob Sie einen Laut machen oder nicht. Ein dumpfer Ton mag Sie veranlassen, die Arme wie ein Dirigent auszubreiten und zu bewegen. Vielleicht tut es Ihnen gut, Ihren Tinnitus oder mit ihm verbundene Gefühle im Tanz auszudrücken. Hören Sie auf, wenn Sie spüren, dass es genug ist. Weniger ist mehr. Lassen Sie sich nicht in diese Aktionen hineinfallen. Bleiben Sie bewusst dabei, sodass Sie eine gewisse Kontrolle behalten.

Drücken Sie körperlich die Gefühle aus, die mit Ihrem Tinnitus verbunden sind. Weinen Sie, schreien oder lachen Sie, schimpfen oder fluchen Sie. Wenn es etwas gibt, was Sie einem anderen schon immer sagen wollten – jetzt ist die Gelegenheit dazu. Sprechen Sie es einfach aus, auch wenn es niemand außer Ihnen hört. Sie können dann immer noch entscheiden, ob Sie es dem betreffenden Menschen sagen wollen. Vielleicht wollen Sie husten oder bellen wie ein Hund – der Fantasie sind keine Grenzen gesetzt. Falls Sie den Eindruck haben, Ihr Tinnitus würde dadurch stärker, halten Sie inne und atmen Sie ruhig aus. Spüren Sie nach, ob es gut ist, das Spiel zu beenden oder noch weiterzumachen.

Der weiße Elefant

Denken Sie nicht an einen weißen Elefanten … Woran haben Sie gerade gedacht? Vermutlich haben Sie genau den weißen Elefanten gesehen, an den Sie nicht denken sollten. Ebenso wenig ist es möglich, nicht an den Tinnitus zu denken. Bereits die Aufforderung, gleich ob sie von Ihnen selbst oder einer anderen Person kommt, bringt Sie dazu, daran zu denken. Wir haben nicht die Möglichkeit, nicht an etwas zu denken, aber wir können an etwas anderes denken. Ersetzen Sie den weißen Elefanten durch ein Pferd, und das Bild des weißen Elefanten wird in den Hintergrund treten.

In der Huna-Philosophie heißt es: »Energie folgt der Aufmerksamkeit.« Alles, worauf wir unsere Aufmerksamkeit richten, nimmt an Bedeutung und Intensität zu. Wenn Sie häufig oder die meiste Zeit an Ihre Ohrgeräusche denken, werden sie einen immer größeren Platz in Ihrem Bewusstsein bekommen. Die im Gehirn angelegten Bahnungen verstärken sich wie eine Fahrrinne, die immer wieder ausgefahren wird. Da Sie nicht nicht an Ihren Tinnitus denken können, brauchen Sie etwas anderes, das Sie in einen entspannten und besseren Zustand versetzt.

Nutzen Sie dafür die Kraft der Imagination. Malen Sie sich Bilder, Landschaften und Szenen aus, die Ihnen guttun. Gehen Sie im Geiste am Strand entlang und blicken Sie aufs Meer. Pflücken Sie Blumen auf einer grünen Wiese. Fahren Sie vor einem endlos weiten Horizont über die schnurgeraden Landstraßen Amerikas. Füttern Sie Ihr Lieblingstier. Erinnern Sie sich an ein schönes Erlebnis, und lassen Sie alle Gefühle wach werden, die Sie dabei hatten.

Vielleicht gibt es eine Situation, die Sie sich besonders gern vorstellen. Gehen Sie in diese Vorstellung hinein, fühlen Sie die positiven Gefühle, und legen Sie eine Hand auf eine Stelle des Körpers, zum Beispiel den anderen Arm oder die Brust. Verbinden Sie die Situation und die Empfindungen mit dieser Berührung. Wenn Sie Stärkung benötigen oder an etwas anderes als Ihren Tinnitus denken wollen, brauchen Sie nur diese Stelle zu berühren. Bewusstes Atmen kann die positive Wirkung verstärken.

Die Wasserübung

> *»Setz dich an einen Bach und sei einfach da. Das Lied des Wassers wird deine Sorgen aufnehmen und sie hinab zum Meer tragen.«*
> *Donald Walters*

Die meisten Menschen lieben den Klang des Wassers: rauschendes, plätscherndes, leise fließendes oder in einem Wasserfall herabstürzendes Wasser, die Meeresbrandung oder das Gluckern von Wasser, das gegen eine Mole oder Steine schlägt – die Vielfalt der Eindrücke ist sehr groß. Sie erstreckt sich auch auf die anderen Sinne. Wir können Wasser sehen, riechen, schmecken und fühlen. Durch die ständige Veränderung wird unser Gehör stimuliert und gleichzeitig können wir am Wasser besonders gut innere Ruhe gewinnen und den Tinnitus positiv beeinflussen.

Suchen Sie sich eine Stelle an einem Bach oder Fluss, die Ihnen besonders zusagt. Vielleicht kennen Sie einen Platz, an dem Steine, Äste oder Bäume im Wasser liegen, wodurch sich die Klangvielfalt erhöht. Schauen Sie zu, wie das Wasser fließt, und nehmen Sie die Geräusche einfach wahr. Lassen Sie sich in den Gedanken, Bildern und Assoziationen treiben, die das Wasser in Ihnen auslöst. Atmen Sie ab und zu bewusst ein und nehmen Sie die Sie umgebenden Gerüche wahr.

Die heilende Kraft des Atems

> *»Nervöse Menschen atmen nicht aus dem Bauch, sondern aus der Brust. Wenn Menschen den Kontakt mit dem Leben und ihrem Dantien verloren haben, atmen sie hektisch aus der Schultergegend, mit verspanntem Nacken und starrem Gesicht.«*
> *Christopher Markert*

Atem ist Leben. Wir können relativ lang ohne Nahrung auskommen, nicht ganz so lang ohne Wasser. Unser Atem aber ist ein ständiger

Fluss, der nur sehr kurz unterbrochen werden kann, ohne gravierende Schäden zu hinterlassen. Deshalb ist Atmen kein bewusster Vorgang wie Essen und Trinken. Es geschieht einfach, ob wir etwas dazu tun oder nicht, auch im Schlaf und im Koma. Das Atmen begleitet uns konstant durch unser Leben und hilft uns, Körper, Geist und Seele in ein harmonisches Gleichgewicht zu bringen.

Wir atmen flach, wenn wir angespannt sind, etwas abwehren wollen oder Angst haben. Das hilft – für den Augenblick. Wir fühlen weniger intensiv, wenn wir flach atmen. Wird diese Form der Atmung zur Gewohnheit, wie es bei vielen Menschen der Fall ist, erhält unser Organismus nicht genügend Sauerstoff für lebenswichtige Vorgänge. Atmen wir nicht tief genug aus, staut sich verbrauchte Luft und kann ebenfalls Schädigungen hervorrufen. Richtiges Atmen, sei es unbewusst oder bewusst trainiert, aktiviert unsere Selbstheilungskräfte, beruhigt unsere Seele und reinigt den Körper. Einatmen bedeutet, etwas hereinzulassen, ausatmen, etwas herzugeben. In *Das Tao des Atmens* schreibt Dennis Lewis: »Volles Aus- und Einatmen ist also vor allem dann möglich, wenn man sich innerlich frei genug fühlt, Bekanntes loszulassen und Unbekanntes bereitwillig anzunehmen. Beim vollständigen Ausatmen leeren wir uns gleichsam aus und befreien uns nicht nur von Kohlendioxid, sondern auch von überflüssiger Anspannung, abgenutzten Vorstellungen und Empfindungen. Und voll einatmen heißt, sich zu erneuern; wir nehmen frischen Sauerstoff auf, aber auch neue Eindrücke von allen Dingen und Geschehnissen in uns selbst und unserem Umfeld. Beide Atembewegungen sind auf den ›unbewohnten, leer stehenden Raum‹ im Zentrum unseres Seins angewiesen. Das Gefühl für diesen inneren Raum (und die Stille), das sich mitunter in der natürlichen Pause zwischen Aus- und Einatmen bemerkbar macht, weist uns den Weg ins Unbekannte.«

Pranayama – der indische Atemweg

Der besondere Umgang mit dem Atem gehört zu den ältesten Yogatechniken und wird »Pranayama« genannt. Das Wort kommt aus dem Sanskrit und setzt sich zusammen aus *prana*, »Lebensenergie«, (die in China Chi, auch Qi geschrieben, genannt wird), und *ayama*, das so viel wie »kontrollieren«, »beherrschen« bedeutet. Bei den Atemübungen wird der Atem bewusst und achtsam reguliert, wodurch sich die Abläufe im Bewusstsein verändern und eine hohe Konzentration bei gleichzeitiger Entspannung eintritt. Der Geist kommt zur Ruhe, und nach den alten Texten werden alle Arten von Krankheiten beseitigt. Nach der Vorstellung der Yogis vermehrt Pranayama die Lebensenergie *prana* im Körper, sodass viel mehr vitale Kraft zur Verfügung steht. Einige dieser Übungen sind besonders geeignet, um einen Zustand inneren Friedens und der Harmonie hervorzurufen. Beim Üben ist besonders wichtig, nichts zu erzwingen, sondern die eigenen Grenzen zu respektieren.

Um von der heilenden Kraft der Atemübungen, so wie sie die Yogis in einer langen Tradition geschaffen und weiterentwickelt haben, zu profitieren, müssen Sie weder Hinduist noch Buddhist sein, noch irgendeiner Philosophie oder einem Weltbild anhängen. Betrachten Sie die Pranayama-Übungen als bewährte Gesundheitsanweisungen, die bereits sehr vielen Menschen geholfen haben.

Atemübungen für innere Ruhe und Stressreduktion

Oft genügt es schon, zwischendurch einfach durch die Nase ein- und durch den Mund auszuatmen. Intensiver wird die Wirkung, wenn Sie das Ausatmen durch den Mund mit einem Seufzer verbinden. Achten Sie danach auf Ihre Schultern, sie fühlen sich meist sofort leichter an.

Konzentrieren Sie sich auf das Ausatmen Das Ausatmen spielt beim Pranayama die zentrale Rolle. Nur wer richtig ausatmen kann, ist auch in der Lage, die leeren Lungen mit frischem Sauerstoff zu versorgen. Viele Menschen glauben, sie müssten ihre Lungen vor allem voll Luft pumpen. Tatsächlich hilft Ausatmen zum Beispiel bei körperlichen Anstrengungen, um die vorhandene Energie gut zu regulieren und sich während der Anstrengung auch zu erholen. Konzentrieren Sie sich, während Sie schwer tragen oder eine andere Arbeit verrichten, darauf, wie die Luft aus Ihren Lungen strömt. Langsam und gleichmäßig auszuatmen, hilft in vielen Situationen, auch in Stresssituationen oder bei geistig fordernden Tätigkeiten. Das Einatmen danach geschieht wie von selbst. Lenken Sie also Ihre Aufmerksamkeit darauf, auszuatmen.

Atmen Sie tief in den Bauch Die Bauchatmung können Sie im Stehen oder Liegen üben. Wenn Sie noch nicht so gut mit ihr vertraut sind, ist es meist besser, dabei bequem und entspannt zu liegen. Legen Sie beide Hände auf den Bauch und spüren Sie zunächst, wie er sich bewegt, wenn Sie wie gewohnt atmen. Vermutlich werden Sie bemerken, dass sich Ihre Atmung allein schon durch das Auflegen der Hände etwas vertieft.

Atmen Sie nun tief ein. Als Erstes hebt sich die Brust ein wenig, dann gleitet die Luft hinunter in den Bauch, der sich mit der Atemluft nach vorn wölbt. Atmen Sie aus, und der Bauch sinkt zurück. Einatmen, Bauch hinaus, ausatmen, Bauch hinein. Ein paar Mal, nur solange, wie es Ihnen angenehm ist. Machen Sie lieber später wieder einen oder mehrere solcher Atemzüge. Am offenen Fenster oder in der freien Natur werden Sie die Übung als besonders wirkungsvoll empfinden.

Sie können die Bauchatmung auch im Gehen ausüben. Atmen Sie dabei entweder die jeweils gleiche Anzahl von Schritten ein und aus, oder atmen Sie doppelt so viele Schritte aus, wie Sie eingeatmet haben. Tief in den Bauch atmen und spüren, wie er sich wölbt und wieder senkt, können Sie überall, wo Sie sind, allein oder in Gesellschaft.

Verschließen Sie einen Nasenflügel Ruhig sitzen, atmen und dabei den einen, und nach einiger Zeit den anderen Nasenflügel mit dem Zeigefinger verschließen ist eine alte Yogaübung, welche die beiden Gehirnhälften aktiviert. Sie wirkt entspannend und stellt innere Ruhe und Gleichgewicht her. Leicht abgewandelt unterstützt Sie diese Übung auch ohne längeres Sitzen dabei, Stress, Aufregung und Anspannung abzubauen.

Achten Sie einmal darauf, wie die Luft beim Einatmen durch Ihre Nasenlöcher strömt. Vermutlich werden Sie bemerken, dass der Luftstrom auf einer Seite ein wenig stärker ist als auf der anderen. Sollte es Ihnen schwerfallen, den Unterschied festzustellen, legen Sie einen Finger spontan und ohne nachzudenken auf einen Nasenflügel und verschließen Sie diese Seite der Nase mit leichtem Druck. Instinktiv werden Sie die Seite wählen, durch die Sie gerade stärker einatmen. Im Laufe des Tages wechseln die Seiten, doch bei vielen Menschen gibt es einen »bevorzugten« Nasenflügel. Wenn Sie stärker durch den rechten Nasenflügel einatmen, ist Ihre analytisch-logische Seite betont. Vielleicht befinden Sie sich auch in einem Alarmzustand oder sind zumindest hellwach. Ein stärkeres Einatmen auf der linken Nasenseite wird mit Entspannung oder einem schläfrigen Zustand in Verbindung gebracht. Sollten Sie feststellen, dass Sie grundsätzlich häufiger durch einen Nasenflügel einatmen, können Sie auf Ihre innere Grundverfassung rückschließen. Ansonsten beschreibt die Seite der stärkeren Atmung einfach den gegenwärtigen Zustand.

Wenn Sie sehr angespannt und vielleicht ängstlich sind, zum Beispiel, weil Ihre Ohrgeräusche Sie plagen, können Sie die rechte Nasenseite sanft mit einem Finger schließen, sodass Sie durch den linken Nasenflügel atmen. Sitzen, stehen oder liegen Sie bequem. Nach einiger Zeit stellt sich ein Gefühl der Ruhe und Entspannung ein. Diese einfache Übung können Sie überall durchführen, und sie hilft Ihnen auch beim Einschlafen. Wenn Sie sich dazu auf die rechte Körperseite legen, atmen Sie automatisch stärker durch den linken Nasenflügel.

Wechseln Sie beim Ein- und Ausatmen die Seiten Bei einer weiteren hilfreichen Atemübung, die in der Yogatradition als besonders reinigend gilt, vor allem auf der seelischen Ebene, wird abwechselnd durch den einen Nasenflügel ein- und durch den anderen ausgeatmet.

Atmen Sie durch die linke Nasenöffnung ein, halten Sie die Luft kurz an, und atmen Sie durch den rechten Nasenflügel wieder aus. Warten Sie einen kurzen Moment, und atmen Sie dann durch den rechten Nasenflügel ein, halten Sie die Luft kurz an, und atmen Sie durch den linken Nasenflügel wieder aus. Ein regelmäßiges Üben beruhigt den Geist, lindert Stress und soll eine tiefgreifende innere Reinigung und Klarheit herbeiführen.

Yoga

Der Ausdruck »Yoga« kommt aus dem Sanskrit und bedeutet »anjochen«, »zusammenbinden«, »anspannen«, »anschirren«. Die alte indische Lehre umfasst verschiedene Richtungen, die sich in der Frage, wie die angestrebte innere Sammlung, Integration und Vereinigung mit dem Kosmos zu erreichen ist, stark unterscheiden. In jedem Fall ist eine geistige, seelische und körperliche Disziplin gemeint, die je nach Richtung mehr oder weniger Selbstbeherrschung verlangt. Zum Yoga gehören die Asanas (Körperübungen), Pranayama (Atemübungen), Meditation, Askese und mehr. Im Westen verstehen wir unter Yoga in erster Linie sanfte Körperübungen, die Verspannungen lösen, Sehnen und Muskeln dehnen, die Beweglichkeit fördern und Kraft aufbauen. Obwohl die Übungen genau definiert sind, bringen sie völlige Entspannung, Ausgeglichenheit und mehr Energie. Der Geist wird ruhig und konzentriert, und es können neue Perspektiven entstehen.

Nach meiner Erfahrung wirkt Yoga, von dem es auch die moderne Fassung des »Power-Yoga« gibt, ganz anders auf Körper, Geist und Psyche als zum Beispiel ein Training im Fitness-Studio. Nach dem Training im Studio fühlt sich mein Körper wach, aktiv und gut durchblutet an, und ich habe beste Laune. Nach eineinhalb Stunden (Power-)Yoga breitet sich in mir eine aktive, wache Gelassenheit und Offenheit aus, die ich wunderbar finde.

Yogakurse werden überall angeboten: von privaten Yogaschulen, Sportvereinen, Fitnessclubs, Gesundheitszentren und Krankenkassen. Wer Yoga ganz allein für sich beginnt, riskiert trotz CD oder DVD und ebenso wie beim Qigong, die Übungen nicht korrekt auszuführen, was unter Umständen das Gegenteil des angestrebten Ziels bewirken kann. Es ist sinnvoll, eine professionelle Einführung zu machen und vielleicht von Zeit zu Zeit eine Überprüfung in einem Kurs.

Qigong und Tai-Chi

Qigong (auch »Chi Gong«; das »Qi« beziehungsweise »Chi« wird ausgesprochen wie »tschi«) wird oft auch »Meditation in der Bewegung« genannt. Meditativ ausgeführte Übungen, die gleichzeitig konzentriert ausgeführt werden, sollen Geist und Körper kultivieren und gesund erhalten. Die weichen, fließenden, meist kleinen Bewegungen des Qigong werden langsam ausgeführt. Sie stärken die Lebensenergie und machen den Menschen körperlich, geistig und seelisch aufnahmefähiger und beweglicher. Das Wort »Chi« bedeutet im Chinesischen Lebensenergie. Es steht für die vitale Kraft des Körpers und für die Kraft, die die Welt insgesamt bewegt. In der chinesischen Sprache bedeutet es Atem, Energie und Fluidum. Gong steht zum einen für »Arbeit«, aber auch für »Fähigkeit« und »Können«. Man kann Qigong mit »Arbeit an der Lebensenergie« und auch mit »stete Arbeit am Chi« übersetzen, oder auch als die »Fähigkeit, mit Chi umzugehen und es zu nutzen«.

Am Chi arbeiten und mit ihm umgehen kann man auf unterschiedliche Weise, und so umfasst Qigong ebenso Körperübungen wie meditative Elemente. Auch Kampfkunst wird darunter verstanden. Allen Formen ist gemeinsam, dass sie Körper, Geist und Seele beruhigen, stärken und die Konzentrationsfähigkeit erhöhen. Qigong wird in der Traditionellen Chinesischen Medizin (TCM) eingesetzt. Die TCM ordnet die Sinnesorgane energetisch jeweils einem Organ im Körper zu. Damit das entsprechende Sinnesorgan einwandfrei funktionieren kann, muss die Lebensenergie Qi in dem zugeordneten Organ ausgeglichen sein. Fehlt diese Ausgeglichenheit, können Erkrankungen entstehen. Einen Bezug zum Kopf haben dabei folgende Zuordnungen: Die Augen stehen mit der Leber in Verbindung, der Mund und die Zunge mit dem Herzen, wobei die Zunge außerdem dem Magen und der Milz zugeordnet wird, die Nase mit der Lunge und die Ohren mit den Nieren. Da das Qi des Hörsinns aus den Nieren fließt, wird verständlich, dass die TCM Ohrgeräusche mit Nierenproblemen in Verbindung bringt. Stress belastet die Nieren und stört die Harmonie des Nieren-Qi. Die Aufgabe des Qigong ist, Blockaden zu lösen und die Energie wieder zum Fließen zu bringen. Die Funktion der Nieren ist der TCM so wichtig, dass ein eigenes Nieren-Qigong entwickelt wurde. Es gilt als besonders wirksam gegen das Altern. Eine schöne Zusammenstellung von Übungen finden Sie in *Tinnitus Heilbuch. Das Selbstheilungs-Programm aus dem medizinischen Qi Gong.* Die Autoren Wenchu Jin und Katharina Waibel empfehlen darin folgende Übungen: Die Qigong-Methode für ein langes Leben – die Kokon-Atmung, das Fünf-Elemente-Qigong, Übungen im Stehen und im Sitzen sowie Massage.

Qigong ähnelt dem Tai-Chi (auch »Taijiquan« und »Tai Qi«), dem sogenannten chinesischen Schattenboxen, einer meditativen Bewegungs- und Konzentrationsform. Es ist jedoch einfacher zu erlernen.

Tai-Chi – die vollständige Bezeichnung lautet »Tai Chi Chuan« – war ursprünglich eine chinesische Kampfkunst, die sowohl als Verteidigungsübung als auch als Gesundheitstraining eingesetzt wurde. Inzwischen gibt es ältere und moderne Formen des Tai-Chi, und es wird weltweit geübt. Tai-Chi zur Entspannung und zum Stressabbau wird von den Krankenkassen finanziell gefördert.

Akupressur

Die Akupressur ist ein Teilbereich der Traditionellen Chinesischen Medizin (TCM), nach deren Lehre unser Körper von Energiebahnen durchzogen ist, den Meridianen, durch die die Lebensenergie Qi fließt. Blockaden und Ungleichgewichte im energetischen System führen zu Störungen und Krankheiten. Durch die Stimulierung bestimmter Punkte entlang der Meridiane können diese Blockaden gelöst und Störungen behoben werden. Ähnlich wie die Akupunktur wird die Akupressur von TCM-Profis als Heilbehandlung ausgeübt. Da sie jedoch eine Akupunktur ohne Nadeln ist, bei der die Meridianpunkte durch Fingerdruck stimuliert werden, ist sie gut zur Eigenbehandlung geeignet.

Akupressur und Akupunktur haben sich in der TCM in einer mehr als 2000 Jahre alten Tradition bewährt. Sie regen die Selbstheilungskräfte an und stimulieren neurophysiologische und hormonelle Prozesse. Verschiedene Punkte eignen sich, um Tinnitus-Beschwerden durch Akupressur zu lindern. Im Rahmen dieses Buches stelle ich Ihnen einige Punkte am Ohr und im Gesicht vor, die eine generell positive Wirkung haben.

Reiben Sie Ihre Handflächen aneinander, um sie aufzuwärmen und zu energetisieren. Pressen Sie dann die drei Punkte, die in der Abbildung links übereinander am vorderen Rand des Ohrknorpels liegen. Nehmen Sie dazu den Zeige- oder auch den Mittelfinger, wenn

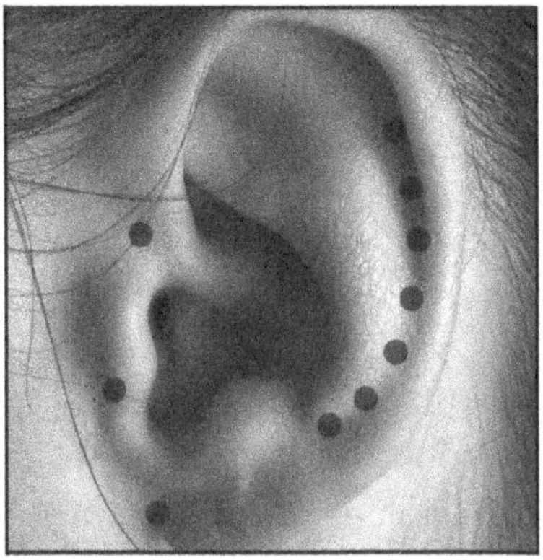

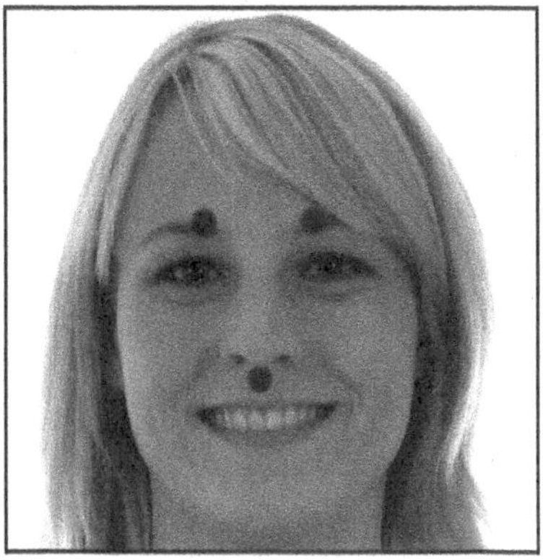

Ihnen das lieber ist. Beginnen Sie mit dem obersten Punkt, fahren Sie dann mit dem mittleren fort. Schließlich drücken Sie den untersten Punkt am Ansatz des Ohrläppchens.

Drücken Sie anschließend mit Daumen und Zeigefinger den Außenrand der Ohrmuschel von unten nach oben und von oben wieder nach unten. Wiederholen Sie die Akupressur nach Bedarf und Wunsch.

Gehen Sie dann zum Gesicht über.

Drücken Sie mit beiden Daumen die Punkte links und rechts von der Nasenwurzel am inneren Ende der Augenbrauen. Schließen Sie dazu die Augen, entspannen Sie sich.

Drücken Sie den Punkt in der Mitte oberhalb der Oberlippe zwischen Mund und Nase mit dem Zeigefinger. Dieser Punkt ist auch ein Notfallpunkt, mit dem Sie schnelle Hilfe finden. Durch seine Verbindung mit dem Nierenmeridian soll dieser Punkt besonders wirksam bei der Verteilung des von Geburt an in uns befindlichen Qi sein. Deshalb wird diesem Punkt eine regulierende und steuernde Funktion zugesprochen.

Weitere für Tinnitus besonders geeignete Akupressurpunkte finden Sie in dem Buch von Frank Seefelder *Leitfaden Chinesische Eigenthe-*

rapie, Band 1: Tinnitus, Hörsturz, Schwerhörigkeit und andere Hörstörungen. Die CD *Die einzigartige Hörtherapie bei Tinnitus* von Uwe Karstädt bietet eine sehr schöne gesprochene Anleitung zur Akupressur gegen Tinnitus.

Biofeedback

Biofeedback wird mit einem interaktiven Computerprogramm durchgeführt. Das Wort setzt sich aus dem altgriechischen *bios* = Leben und dem englischen *feedback* = Rückmeldung zusammen. Während Sie an Sensoren angeschlossen sind, blicken Sie auf den Bildschirm. Angenehme Bilder und Geräusche wie Wellenrauschen, Vogelgezwitscher und leichter Wind helfen Ihnen dabei, ruhig zu atmen, sich zu entspannen und ruhig zu werden. Die Sensoren messen Ihren Hautwiderstand, die Muskelspannung und Herzfrequenz. Das Programm setzt die gemessenen Werte in sich verändernde, dem Entspannungsgrad entsprechende Bilder und Geräusche um, sodass Sie kontrollieren können, wie entspannt Sie sind. So können Sie bestimmte körperliche Prozesse wahrnehmen, die sonst unbewusst ablaufen – auch kleinste Veränderungen. Durch diese Rückkopplung lernen Sie, sich tiefer zu entspannen und auf innere Regulationsvorgänge, auf die Sie normalerweise mit dem Bewusstsein nicht einwirken können, Einfluss zu nehmen.

Um die Wirkung des Biofeedback auf chronischen Tinnitus zu testen, wurde 2005 am Fachbereich Psychologie der Philipps-Universität Marburg eine von der Deutschen Forschungsgemeinschaft (DFG) geförderte wissenschaftliche Studie durchgeführt.

Bei der Untersuchung ging es in erster Linie darum, herauszufinden, ob das Biofeedback-Training hilft, den Tinnitus besser zu bewältigen, nicht um Heilung, da sie als selten eingestuft wird. Die Behandlung bestand aus zwölf Sitzungen, bei denen Biofeedback mit verhaltenstherapeutischen Elementen kombiniert wurde. Die Ergebnisse belegten die Wirksamkeit der Therapie. Stress und Verspannungen im Bereich der Stirn-, Kiefer- und Schultermuskulatur können gelöst werden. Diese Bereiche sind bei Tinnitus-Betroffenen oft stark angespannt und können Tinnitus sowohl auslösen als auch aufrechterhalten.

Gurdjieff Movements: Körperübungen für einen freien Geist

Der Lehrer des sogenannten »Vierten Weges«, Georges I. Gurdjieff, hat die Gurdjieff Movements entwickelt, Bewegungsübungen, welche die Selbstbeobachtung und geistige Präsenz schulen. Körper, Geist und Emotionen können durch diese Übungen besser verstanden und gelenkt werden. Es sind ruhige, präzise, rituelle Bewegungen, die eine hohe Konzentration fordern und das Körpergefühl intensivieren. Gleichzeitig sind manche der über 250 Movements ausgesprochen kompliziert: Zum Beispiel wird der eine Arm in eine Richtung, der andere in die Gegenrichtung bewegt. Dazu kommen spezielle Bewegungen der Beine oder des Kopfes. Wenn Sie Gurdjieff Movements üben – auch ohne dabei perfekt sein zu müssen –, sind Sie mit Ihrer ganzen Aufmerksamkeit gefordert. Und nicht nur das: Die entstehende Ruhe und Klarheit senkt Stress. Eine Bezugsquelle für CD-Aufnahmen, CD-ROMs und Videos zu den Movements finden Sie im Anhang.

Ohrkerzen

Ohrkerzen wurden bereits seit Jahrhunderten von den Hopi-Indianern und anderen Naturvölkern eingesetzt – zur Heilung und Reinigung der Ohren, aber auch bei Einweihungsritualen und zur Meditation. Beim Abbrennen erzeugen sie einen leichten Unterdruck im Ohr und leichte Vibrationswellen, die wie eine sanfte Trommelfellmassage wirken. Der Druckausgleich erzeugt eine Wirkung auf die Ohr-, Stirn- und Nebenhöhlen, die als befreiend erlebt wird. Außerdem regt die Wärme die Durchblutung und die Lymphzirkulation an und stimuliert Punkte des Meridiansystems. Die Vibrationen des Trommelfells haben außerdem eine positive Wirkung auf das Mittelohr. Verstopfte Poren im äußeren Gehörgang werden gereinigt und Ablagerungen gelöst und im unteren Teil der Kerze aufgefangen, sodass sie entfernt werden können. Ohrkerzen werden immer auf beiden Ohren angewendet.

Nach der Behandlung empfinden Patienten oft eine angenehme Druck- und Schmerzlinderung in den Ohren und im Kopf allgemein. Einige können leichter durch die Nase atmen und intensiver riechen. Die Ohrkerzen-Behandlung hilft Tinnitus-Patienten, auch wenn die Ohrgeräusche schon seit Langem bestehen, vor allem wenn sie mit anderen naturheilkundlichen Methoden und Stressabbau kombiniert wird. Sie können die Ohrkerzen auch selbst zu Hause anwenden. Zur Anwendung gibt es eine Reihe von Büchern. Bei Tinnitus empfiehlt sich eine fachkundige Gesamtbehandlung, die Ohrkerzen einschließt.

Die Softlaser-Therapie und der Softlaser TinniTool

Wenn Sie gern ein Gerät hätten, um Ihren Tinnitus zu behandeln, können Sie den Softlaser TinniTool ausprobieren, der, wie Studien zeigen, eine vielversprechende Entwicklung auf dem Gebiet der Tinnitus-Behandlung ist. Ziel der Softlaser-Therapie (auch: Low-Level-Laser-Therapie, Kaltlichtlasertherapie, Laserbiostimulation) ist, Schmerzen zu reduzieren, eine bessere und schnellere Wundheilung zu bewirken und Entzündungen zu bekämpfen. Der Softlaser spricht alle Zelltypen an, nicht nur die des Innenohres. In richtiger Qualität verbessert das Laserlicht die biologischen Prozesse innerhalb der Zellen, wodurch Heilungsprozesse aktiviert werden. Dennoch ist die Low-Level-Lasertherapie (LLLT) in Deutschland wissenschaftlich noch nicht anerkannt und gehört zu den komplementären Therapieverfahren.

Die patentierte Schweizer Softlaser-Technologie TinniTool bietet eine Möglichkeit, Tinnitus und ähnliche Innenohrerkrankungen wie eine Tinnitus-bedingte Schwerhörigkeit, Druck im Ohr, Morbus Menière, Hörsturz und Hörverzerrungen selbst zu behandeln. Die 1995 gegründete Firma DisMark, die das Softlaser-System herstellt, besitzt ein ISO-13485-Zertifikat, das nach geltenden Normen einen Qualitätsstandard garantiert. Der Erfolg des Lasers wird von DisMark auf eine Stimulation der Zuckerverbrennung zurückgeführt, die eine verbesserte Versorgung der Zellen mit der lebensnotwendigen Zell-Energie ATP (Adenosintriphosphat) möglich macht. Der Laserstrahl wirkt als Biostimulation auf den Stoffwechsel im Bindegewebe, wodurch sich die Hörzellen regenerieren, das Immunsystem stimuliert und die Zellteilung und bestimmte Abwehrmoleküle aktiviert werden. Nach Angaben der Firma wurden bereits über 30 000 Betroffene erfolgreich behandelt. Den Softlaser gibt es in der Ausführung »TinniTool Sleep« und »TinniTool Meditation«. Mehr darüber finden Sie unter www.tinnitus-hilfe.ch.

Das Zentrum für Behandlung von Tinnitus der HNO-Abteilung der Klinik von Piacenza führte im Rahmen einer Doppelblind-Studie eine Therapie mit dem TinniTool EarLaser an 46 Tinnitus-Patienten durch. Die Messungen wurden mit dem genormten Bewertungssystem THI *(Tinnitus Handicap Inventory,* nach Dr. Newman) bewertet. Bei insgesamt 88 Prozent der Studienteilnehmer zeigte sich eine Verbesserung. Bei 62 Prozent der behandelten Personen zeigte sich eine deutliche Verbesserung (nach THI um eine Klasse), bei 11,6 Prozent war sie sogar ausgezeichnet (nach THI um zwei Klassen). Die Originalstudie finden Sie in englischer Sprache im Internet unter: www.tinnitus-hilfe.ch, Stichwort »klinische Studien«.

Die IHA-GfK, das renommierteste Schweizer Marktforschungs-Institut (zertifiziert nach ISO), hat 141 Patienten nach der Behandlung mit dem Softlaser TinniTool der Firma DisMark befragt. Die Ergebnisse wurden als vielversprechend bezeichnet, da andere im Markt bekannte Behandlungsmöglichkeiten weit unter diesen Werten lägen.

Die Behandlung hatte zu 96 Prozent bei Tinnitus-Patienten stattgefunden. 56 Prozent der Befragten kannten die Ursache ihrer Beschwerden nicht. Sie gaben Krankheit, Stress und Überarbeitung sowie ihre Zeit beim Militär als Hauptursachen an. 42 Prozent der Befragten nutzten den Softlaser drei Monate lang. Bei 65 Prozent der Betroffenen hatten sich die Beschwerden um bis zu 25 Prozent, bei 20 Prozent um 25 bis 49 Prozent und bei neun Prozent um 50 bis 100 Prozent verringert. Generell zeigte sich, dass sich die Wirkung immer mehr verstärkte, je länger der Softlaser angewendet wurde. Die Originalstudie finden Sie im Internet ebenfalls unterder auf Seite 147 angegebenen Internetadresse.

8. Selbsthilfemaßnahme: Aktivieren Sie Ihre Selbstheilungskräfte

Heilendes Erden

Erden ist die wohl unkomplizierteste Form, die Selbstheilungskräfte zu aktivieren, und soll deshalb am Anfang dieses Kapitels stehen. Der Gedanke, dass wir den Kontakt zur Erde brauchen, scheint völlig selbstverständlich und deshalb nichts Besonderes zu sein. Viele Menschen wollen sich mit der Erde verbinden, was für sie bedeutet, spazieren zu gehen, im Garten zu arbeiten, zu zelten – in der Natur zu sein oder etwas im Freien zu tun. Clinton Ober, Stephen Sinatra und Martin Zucker haben das Erden neu entdeckt und verstehen etwas anderes darunter. In ihrem Buch *Earthing – Heilendes Erden* schreiben sie: »Die ›Wiedervereinigung‹ mit der Erde, mit der wir uns in diesem Buch beschäftigen, ist aber etwas anderes. Mit diesem ›Erdkontakt‹ meinen wir, dass wir Schuhe und Strümpfe ausziehen und barfuß auf dem Boden sitzen, stehen oder laufen, also etwas, was absolut kostenlos und überall möglich ist (natürlich nur, wenn es sicher und bequem ist). Wiederverbindung kann aber auch mit einschließen, dass wir leitfähige ›Bettlaken‹ (Schlafunterlagen) oder Bodenmatten verwenden, die über eine elektrische Leitung mit einem Erdleiter außerhalb unseres Hauses oder Büros verbunden sind oder mit einem modernen Erdungssystem an eine Steckdose angeschlossen werden.«

So merkwürdig es klingen mag, sich über eine leitfähige Matte oder Unterlage oder gar über eine Steckdose an die Erde anzuschließen, eine ähnliche Vorgehensweise war schon im alten Indien bekannt. John Gray, der Autor des Buches *Männer sind anders, Frauen auch,* fühlt sich vom Konzept des Erdens sehr angesprochen. Als er in Indien die Meditation erlernte, empfahlen ihm seine Lehrer, auf einem Rehfell zu schlafen und zu meditieren, das auf dem Boden lag. Durch diese Yogi-Tradition würde er bessere Ergebnisse erzielen. John Grays Lehrer waren davon überzeugt, dass Energie von oben auf die Erde strömt und in die Menschen hineinfließt, wenn sie mit der Erde verbunden sind. Die Yogis schliefen auf kleinen Auflagen, die sie auf den Boden legten. Dazu hatte John Gray wenig Lust, und so berichteten die Yogis ihm noch von einer anderen Möglichkeit, welche die Könige angewandt hätten. Sie schliefen in einem Bett mit einer dünnen Kupferauflage, die mit einem Kupferstab verbunden war, der im Freien in der Erde steckte. John Gray besorgte sich eine entsprechende Ausrüstung und schlief darauf. Nach einer Weile stellte er fest, dass die Schmerzen weg waren, die er mehrere Jahre wegen einer Schleimbeutelentzündung in der Schulter gehabt hatte.

Clinton Ober, Stephen Sinatra und Martin Zucker erklären die Möglichkeit, sich auch in geschlossenen Räumen mit der Erde zu verbinden, so: »Was wir da tun, ähnelt dem, was in der Elektrotechnik als ›Erdung‹ bezeichnet wird, nämlich der gängigen Vorgehensweise, Geräte mit der Erde zu verbinden, um sie vor Erschütterungen, Kurzschlüssen und Störungen zu schützen. Auf Menschen übertragen schützt das Erden den empfindlichen bioelektrischen Kreislauf vor elektrischen Ladungen und vor Störungen. Am wichtigsten aber ist: Es fördert die Aufnahme freier Elektronen sowie der stabilisierenden elektrischen Signale und der Energie der Erde.«

In den 1960er- und 1970er-Jahren führte das Max-Planck-Institut in Deutschland Experimente zur Bedeutung von Erdkontakt für den Menschen durch. Freiwillige wurden monatelang in unterirdischen, elektrisch abgeschirmten Räumen von den Rhythmen des elektrischen Feldes abgeschnitten. Die Körpertemperatur, Schlafentwicklung, Urinausscheidung und andere physiologische Eigenschaften wurden überwacht. Bei allen Teilnehmern entwickelten sich anormale, chaotische Muster. Der Schlaf-wach-Rhythmus und die Hormonproduktion gerieten aus dem Gleichgewicht, die allgemeine Körperregulation brach zusammen.

Die heilsame Wirkung der Erde bei unterschiedlichen Beschwerden und Krankheiten wurde inzwischen von zahlreichen Menschen bestätigt und teilweise in Studien belegt. Entzündungen, Fibromyalgie, Ischias, Schlafapnoe, Krampfadern und Autismus, aber auch Jetlag sind nur einige der Bereiche, in denen Erden sich heilsam auswirkt. Was kann Erden auch bei Tinnitus hilfreich machen?

Wesentliche Eigenschaften des Erdens sind der Abbau von Stress durch die Regulierung des Stresshormons Cortisol und ein tieferer Schlaf. Eine von Clinton Ober und dem Anästhesisten Dr. Maurice

Ghaly mit zwölf Versuchspersonen unternommene Pilotstudie bestätigte, dass geerdetes Schlafen die Cortisolausschüttung reguliert und den natürlichen, tageszeitabhängigen Rhythmus wieder herstellt. Darüber hinaus stieg der für den Tag-Nacht-Rhythmus wichtige Melatoninspiegel bei acht Studienteilnehmern zwischen zwei und 16 Prozent an, bei drei Personen fand keine Veränderung statt und bei einer Person ging er um sechs Prozent zurück.

Der Erfolg des Erdens ist abhängig von der Zeit, die im Kontakt zur Erde verbracht wird. Viele moderne Materialien wie Plastik oder Gummi wirken isolierend. Deshalb die Empfehlung der Earthing-Experten: »Laufen Sie barfuß auf der Erde, am besten auf feuchtem Boden oder Gras, wodurch die Leitfähigkeit erhöht wird. Setzen Sie sich eine halbe Stunde lang hin und stellen Sie dabei die nackten Füße auf die Erde. Viele Menschen haben bestätigt, dass sie kräftiger und gesünder wurden, indem sie sich mehrmals am Tag mit der Erde verbanden. Physiologische Veränderungen konnten schon nach 30 bis 40 Minuten gemessen werden. Untersuchungen haben gezeigt, dass die Körperfunktionen bei ›geerdeten‹ Menschen besser arbeiten als bei ungeerdeten.«

Die Klopfakupressur EFT

»Ich glaube, dass Krankheiten Schlüssel sind,
die uns gewisse Tore öffnen können.
Denn ich glaube, es gibt gewisse Tore,
die nur die Krankheit öffnen kann.«
André Gide

EFT *(Emotional Freedom Techniques;* Techniken zur Erlangung emotionaler Freiheit) haben, wie der Name besagt, die emotionale Befreiung zum Ziel – von Ängsten, Sorgen, Stress, Erinnerungen und anderen inneren Blockaden und Hindernissen, die uns davon abhalten, das Leben zu führen, das wir uns wünschen. Die Methode basiert auf der Entdeckung, dass Ungleichgewichte und Blockaden im Energiesystem des Körpers tief greifende Auswirkungen auf die Psyche haben. Gary Craig, der Entwickler der Methode, vergleicht EFT mit der amerikanischen Unabhängigkeitserklärung: »Ich weiß, der Bogen ist weit gespannt, aber diese Techniken können in ihrer Bedeutung mit der Unabhängigkeitserklärung verglichen werden. Für viele ist es die Unabhängigkeitserklärung. Mit Unabhängigkeit meine ich ›frei sein von negativen Emotionen‹. Das ist die Freiheit, die es Ihnen erlaubt, aufzublühen und zu wachsen, ohne unsichtbare Schranken sich zum vollen Potenzial zu entfalten. Ich meine die Freiheit von Selbstzweifeln ... oder sich selbst ablehnen ... oder innere Kritik ... oder Trauer wegen des Verlustes eines geliebten Menschen ... oder Ärger ... oder belastende Erinnerungen wie Missbrauch oder Beschimpfungen. Ich meine die Freiheit, mehr Geld zu verdienen, Geschäftskontakte zu knüpfen, sein eigenes Geschäft zu eröffnen, sein Handicap beim Golf zu verbessern, das Idealgewicht zu erlangen, mit Leichtigkeit Kontakte zu knüpfen oder ein hervorragender Redner, Sänger oder Schauspieler zu werden. Ich meine die Freiheit von der Angst, die Sie dazu treibt, Medikamente zu nehmen, Alkohol zu trinken, Zigaretten zu rauchen oder den Kühlschrank zu plündern. Ich meine die Freiheit, seine wahren Gefühle zum Ausdruck zu bringen und ein Leben voller Anmut und Würde zu führen. Ich meine die Freiheit von starken Ängsten, Sorgen und Befürchtungen ... oder Phobien ... oder Panikattacken ... oder Albträumen ... oder Zwängen ... oder Suchtmitteln ... oder Depressionen ... oder Schuldgefühlen ... oder .... oder ... oder ...«

Die Grundlagen des EFT bilden die Traditionelle Chinesische Medizin (TCM), angewandte Kinesiologie, Techniken aus dem NLP (neurolinguistischen Programmieren), Übungen zur Koordination der rechten und linken Gehirnhälfte und insbesondere die Arbeiten von

Roger J. Callahan. Der amerikanische Psychologe übertrug die Kinesiologie auf Angsterkrankungen, die nach seinen Untersuchungen durch Probleme bei der Energiezirkulation in den Meridianen, den Energiebahnen des Körpers, ausgelöst werden.

Ähnlich wie bei der Akupunktur und Akupressur behandelt Roger Callahan Phobien durch die Stimulation bestimmter Punkte auf dem Körper. Der Unterschied liegt darin, dass keine Nadeln oder eine Druckmethode angewendet werden, sondern ein Beklopfen der entsprechenden Stellen. Der Patient denkt während der Behandlung an die angstauslösende Situation, und dann werden die entsprechenden Punkte beklopft. Durch diese Stimulation wird der Energiestau aufgelöst, und die Angst oder Phobie kann geheilt werden.

Mit EFT sollen Lebensfragen geklärt, eingefahrene Verhaltensweisen, Gewohnheiten, einschränkende Annahmen und innere Vereinbarungen geklärt werden. Die Behandlung eines Symptoms wie Tinnitus steht dabei nicht im Vordergrund, sondern die seelischen Zusammenhänge, die möglicherweise hinter den Ohrgeräuschen stehen. Gary Craig selbst sagt zu Tinnitus: »Unsere Erfolge mit Tinnitus variieren sehr. Manchmal scheint der Tinnitus sehr hartnäckig zu sein, und es benötigt viele Sitzungen, um Fortschritte zu machen. In anderen Fällen verschwindet er sofort.«

Inzwischen gibt es eine Reihe von Varianten, wie die Klopftechnik je nach individueller Situation angewandt werden kann, von der Erzähltechnik über die Zetteltechnik bis zur Entscheidungstechnik. Jeder kann mit den unterschiedlichen Techniken experimentieren, denn über die Grundmethode hinaus gibt es keinen festgelegten Rahmen, der eingehalten werden muss. Zwei Punkte, die Sie ausprobieren können, stelle ich Ihnen hier vor: den Handkantenpunkt und den Punkt in der Mitte unterhalb der Nase, der in einer Vertiefung liegt. Diesen Punkt finden Sie auch im Abschnitt »Akupressur«.

Der Handkantenpunkt liegt an der äußeren Kante der Hand, dort wo sich eine Falte bildet, wenn Sie eine Faust machen. Klopfen Sie mit drei Fingern (Zeige-, Mittel- und Ringfinger) mit dem Ihnen angenehmen Druck auf die Handkante. Der Zeigefinger liegt dabei auf der Falte, die anderen Finger darunter. Wählen Sie einen beruhigenden, erleichternden Satz, der eine positive Botschaft enthält, und sprechen Sie ihn laut oder im Geist während des Klopfens.

Der Punkt unterhalb der Nase ist ein genereller Notfallpunkt. Er kann immer gedrückt oder beklopft werden, wenn Stress oder Ängste abgebaut werden sollen. Durch seine Verbindung mit dem Nierenmeridian soll dieser Punkt besonders wirksam bei der Verteilung des von Geburt an in uns befindlichen Qi sein. Deshalb wird diesem Punkt eine regulierende und steuernde Funktion zugesprochen.

Zu EFT gibt es zahlreiche Bücher mit Abbildungen der Punkte, Technikerklärungen und Vorschlägen für Behandlungen und Sätze sowie DVDs. Einige davon sind in der Bibliografie aufgeführt. Eine umfassende wissenschaftliche Untersuchung der Wirkungsweise von EFT steht noch aus, doch die Methode kann auf erstaunliche Erfolge zurückblicken.

Die Energiepsychologie von Dr. Fred Gallo

Weniger spektakulär in den Medien, jedoch nicht weniger interessant ist der Ansatz der Energiepsychologie von Dr. Fred Gallo, der als einer der weltweit führenden Experten auf dem Gebiet der Kurzzeitpsychotherapie gilt. Dr. Gallo entwickelte die Energiepsychologie und -psychotherapie aus Elementen der Ericksonschen Hypnotherapie, des NLP, der Kinesiologie und Akupunktur, um Stress, Ängste, Phobien, Panikzustände, Schmerzen und Depressionen zu behandeln. Negative Affekte und Muster sollen gelöscht, die Gehirnhälften ausbalanciert und Stress abgebaut werden. Die Therapie basiert auf der Überzeugung, dass jedem Symptom eine Störung des bioenergetischen Systems zugrunde liegt. Bei der Behandlung werden die Akupunkturpunkte auf den Meridianen stimuliert. Darüber hinaus arbeitet Dr. Gallo mit der Körperhaltung und mit Bewegung. Von seinen Ausbildungsseminaren am Milton-Erickson-Institut Heidelberg gibt es eine DVD-Aufnahme.

Autosuggestion und autogenes Training

Wer Autosuggestion übt, trainiert sein Unbewusstes durch regelmäßig wiederholte Formeln, an etwas Bestimmtes zu glauben. Die Methode kann für alle Ziele angewendet werden: Entspannungssätze können zu mehr Ruhe führen, Vertrauen signalisierende Sätze zu mehr Sicherheit. Sie können sich das Ergebnis Ihrer Übungen bildlich vorstellen, das intensiviert den Effekt. Die Lehre der Autosuggestion wurde von dem französischen Apotheker Émile Coué im 19. Jahrhundert entwickelt und hat inzwischen verschiedene Ausprägungen erfahren wie etwa das autogene Training, eine von dem Neurologen und Psychiater Johannes Heinrich Schultz entwickelte Entspannungstechnik, die auf Autosuggestion basiert. Auch das mentale Training und das positive Denken gehören in diesen Bereich.

Sie können Ihre eigenen, auf Ihre Bedürfnisse zugeschnittenen Formeln bilden, zum Beispiel »Alle Geräusche verstärken meine innere Ruhe«, »Alles, was ich höre, bringt mich noch tiefer in die Entspannung« oder »Alle Geräusche machen mich immer gelassener«. Sie werden feststellen, dass Sie mit der Zeit den Tinnitus und auch andere Geräusche weniger wahrnehmen. Formulieren Sie positiv und zielgerichtet, vermeiden Sie negative Formulierungen. Sagen Sie also nicht, was Sie nicht wollen, sondern was Sie wollen. Wählen Sie eine bestimmte Tageszeit, um zu üben, und wiederholen Sie immer den gleichen Satz oder die gleichen Sätze. Sie können Ihren Satz auch zwischendurch, am Schreibtisch, in der U-Bahn und beim Friseur, wiederholen.

Inversionstherapie

Eine alte Behandlungsform, die schon 400 v. Chr. von dem griechischen Arzt Hippokrates angewendet wurde, ist die Inversionstherapie. Damals wurden die Patienten kopfüber an den Füßen an einer Leiter hochgezogen. Durch die Schwerkraft wird der Körper bei diesem Auf-den-Kopf-Stellen gedehnt und der Blutfluss in die oberen Extremitäten und das Gehirn verstärkt. Heute verwendet man eine spezielle Inversionsbank, die stufenlos ermöglicht, den gesamten Körper von den Füßen an höher als den Kopf zu lagern. Dadurch werden der Rücken und die Bandscheiben vollkommen entlastet.

Angewendet wurde und wird die Inversionstherapie meist bei Rückenbeschwerden und Verspannungen im Rückenbereich. Darüber hinaus wird das Herz-Kreislauf-System in Schwung gebracht, und das Gehirn erhält mehr Sauerstoff. Sowohl der vermehrte Blutfluss als auch der Sauerstoff können eine Leistungssteigerung des Gehirns bewirken. Auch eine altersbedingte Veränderung, bei der die Organe durch die veränderte Haltung und weitere Einflüsse häufig mehr in den vorderen Bereich des Körpers gedrückt werden, kann durch die Inversion revidiert werden. Eine positive Wirkung wird auch bei Stress, Depressionen, Augenleiden und dem Gleichgewichtsempfinden berichtet. Körperübungen wie die »Kerze« oder der Kopfstand im Yoga gehen einen ähnlichen Weg, um den Körper zu aktivieren und den natürlichen Alterungsprozess zu verlangsamen.

In der inversen Lage kann der Tinnitus aufgrund der Sauerstoff- und Blutzufuhr und der allgemeinen Stimulation zunächst lauter wirken. Bei regelmäßiger Anwendung wird in der Regel Stress abgebaut, das allgemeine Wohlbefinden erhöht sich, und es entsteht ein besseres Körpergefühl. Bei Herz- oder Augenleiden und einigen anderen Erkrankungen ist die Inversionstherapie nicht geeignet. Falls Sie sich eine Inversionsbank kaufen wollen, sollten Sie zuerst Ihren Hausarzt aufsuchen und einen Gesundheitscheck machen lassen.

Die Salzgrotte

Die Heilwirkungen von Salz waren bereits im alten Ägypten bekannt. Man wusste, dass Salz Wunden austrocknet und Entzündungen vorbeugt. Auch im Alten Testament wurde Salz in seiner Bedeutung gewürdigt und als Gabe Gottes beschrieben. Alexander der Große entdeckte auf seinen Feldzügen die Salzlager im Himalaya, ließ sie abbauen und nach Europa transportieren. Dort setzte man Salz nicht nur zum Würzen, sondern als Abführmittel und in warmen Umschlägen gegen Hautkrankheiten ein. Brot und Salz zu teilen war ein mittelalterlicher Brauch, mit dem man Gastfreundschaft zeigte.

Auch in der modernen Medizin hat Salz seinen Platz als Heilmittel. In der Soletherapie wird es zum Beispiel gegen Atemwegserkrankungen und auch gegen Hautkrankheiten eingesetzt.

Ein wichtiger Bereich der Salztherapie sind die Salzgrotten, die sich inzwischen überall in Deutschland finden. Das Raumklima in einer Salzgrotte ähnelt der Luft am Meer und dem Mikroklima eines Salzbergwerks. Mit jedem Atemzug nimmt man in der Grotte wertvolle Mineralien wie Magnesium, Eisen, Kalzium, Kalium, Natrium, Chlor, Kupfer, Brom, Selen, Chrom und Jod auf, während meist zusätzlich über Licht und Klang eine entspannende und wohltuende Atmosphäre geschaffen wird.

Zahlreiche Erkrankungen werden durch die Salzatmosphäre positiv beeinflusst. Dazu zählen insbesondere Erkrankungen der oberen und unteren Atemwege wie Halsentzündungen, Nasennebenhöhlenentzündungen, Asthma und Bronchitis sowie Hauterkrankungen wie Neurodermitis, Schuppenflechte und Akne. Weitere Indikationen sind neben vielen anderen Allergien, Herz-Kreislauferkrankungen, Kopfschmerzen, Immunschwäche und Tinnitus. Die meisten Tinnitus-Betroffenen, die eine Salzgrotte ausprobiert haben, berichten von sehr guten Wirkungen und suchen die Grotte immer wieder auf. Neben der Linderung des Tinnitus tritt eine allgemeine Entspannung und Erholung ein. Nebenwirkungen sind nur bei einer Schilddrüsenerkrankung oder Jodunverträglichkeit bekannt. In diesem Fall sollte der Besuch einer Salzgrotte mit einem Arzt abgeklärt werden.

Die Empfehlungen der Hildegard von Bingen

> *»Das Gehör des Menschen kann viele menschliche Angelegenheiten gelassen aufnehmen, aber es sind auch nicht wenige darunter, die den Menschen mit Schrecken und Traurigkeit erfüllen.«*
> *Hildegard von Bingen*

> *»Auch dringen über das Hören Gesundheit und Krankheit in einen Menschen ein, sei es, dass das Gehör durch Glück in der Freude übermäßig beunruhigt oder durch Widriges zu sehr in Traurigkeit gestürzt wird.«*
> *Hildegard von Bingen*

Hildegard von Bingen sah in den Nieren das ausschlaggebende Organ für den Alterungsprozess. Nur wenn die Nieren und die Leber gut funktionieren, kann der Körper ausreichend entgiften. Der Hildegard-Experte Helmut Posch ist der Meinung, dass Menschen mit Nierenproblemen häufig älter aussehen als sie sind. Falls Sie einmal einen Menschen gesehen haben, der regelmäßig zur Dialyse (Nierenspülung) muss, weil die Nieren nicht arbeiten, weiß, dass er wohl Recht hat. Das Wissen um die zentrale Bedeutung von Nieren und Leber findet sich auch in der Traditionellen Chinesischen Medizin, und mehr noch: Sowohl Hildegard als auch die TCM geht davon aus, dass die Nieren und die Leber in Verbindung mit den Ohren stehen. Wird ihre Funktion beeinträchtigt, können sich schädliche Auswirkungen im Gehör zeigen.

Um die Nieren gesund zu erhalten, empfahl Hildegard Dinkelgrießsuppe, nicht zu heiß gegessen, die die Nieren hervorragend durchspült. Dieses einfache Hausmittel, dessen Rezept Sie auf Seite 163 finden, hilft auch bei allen Harn- und Unterleibsleiden. Auch andere Dinkelkost und der Maitrank, der auf Weinbasis mit Frühlingswermutsaft und Honig zubereitet wird, unterstützen die Funktion der Nieren und können heilend wirken. Zu den Erkrankungen, die auf eine schlechte Nierenfunktion zurückgehen, erklärt Helmut Posch: »Die Nieren filtern mehr als alle Ausscheidungsorgane durch, weshalb es im Blut, besser gesagt, in den Adern, zu Kalkablagerungen kommt, welche mit den Blutfetten verhärten und verkrusten.« Die beginnende Verkalkung macht sich, so Posch, zunächst mit Energielosigkeit, Leistungs- und Konzentrationsschwäche bemerkbar und führt dann zu leichter Vergesslichkeit, schließlich stellen sich Depressionen mit Gleichgültigkeit dem Leben gegenüber ein. Es fehlt an Antrieb und Lebensmut. »Neben Kontaktschwierigkeiten fällt auch noch die erhöhte Reizbarkeit auf. Herzinfarkt, Schlaganfall und Angina pectoris sind die häufige Folge«, sagt Posch weiter. Die naturheilkundlichen Aussagen der heiligen Hildegard, von Helmut Posch formuliert, decken sich mit den Erkenntnissen zur Arteriosklerose aus der modernen Medizin.

Vielleicht klingt es zunächst wenig überzeugend für einen Menschen, der an Ohrgeräuschen leidet, eine Suppe für seine Nieren zu essen. Doch auch die TCM behandelt die Nieren über verschiedene Wege wie Akupunktur, Kräuter und Tees, um Tinnitus zu lindern. Diese alten und bewährten Heilmethoden zeigen, dass es oft besser oder sogar unumgänglich ist, nicht am Symptom selbst anzusetzen, sondern an einer anderen, wichtigen Stelle.

Für die Ohren empfiehlt Hildegard von Bingen noch weitere Heilmittel, allen voran die Gundelrebe:

Gundelrebe, Gundermann *(Glechoma hederacea, Nepeta hedera)* wird auch Erdefeu, Donnerrebe oder Blauhuder genannt. Verwendet wird das Kraut, und zwar nur äußerlich als Kopfwickel bei Tinnitus, Schwerhörigkeit und Durchblutungsstörungen im Kopfbereich sowie bei Mittelohrentzündung und Schnupfen.

> *»Wem die falschen Säfte den Kopf wie umnebeln, sodass seine Ohren wie das Rauschen von Wasser tönen, der lasse Gundelrebe in heißem Wasser kochen, und nach Abdrücken des Wassers binde er es warm um seinen Kopf, und die guten Kräfte dieses Kräutleins mindern die Vernebelung des Kopfes und machen das Hören in den Ohren wieder frei.«*
> *Hildegard von Bingen*

Als Tee hat die Gundelrebe weitere wertvolle Eigenschaften. Sie wirkt schleimlösend und hilft hervorragend bei Rachenkatarrh, Bronchitis und Schnupfen. Die Bitterstoffe in der Pflanze sorgen für ein optimales Funktionieren von Magen, Galle und Bauchspeicheldrüse. Gundermanntee regt die Verdauung an und stärkt Herz und Leber. Kräftiger Tee hilft bei Blasen- und Nierensteinen und bei Nierenentzündungen.

Tausendgüldenkraut *(Centaurium umbellatum),* auch Gottesgnadenkraut, Fieberkraut oder Apothekerblum. Das getrocknete Kraut wird als Tee bei Ohrensausen, nach Gehörsturz und bei Sprachstörungen nach einem Schlaganfall verwendet. Außerdem regt der Tee die Sekretion von Magensaft an und eignet sich als blutreinigendes und fiebersenkendes Mittel.

Ölige Rebtropfen *(Guttae vitis oleosae)* helfen gegen Ohrenschmerzen und Mittelohrentzündung, besonders bei Kindern. Die Tropfen sollen rund um die Ohren eingerieben werden (nicht ins Ohr tropfen!). Bei Tinnitus kann ein Versuch unternommen werden.

Wie man leben soll: Sechs Regeln

Hildegard von Bingen war der Ansicht, dass Krankheiten entstehen, wenn der Mensch nicht mit Gott und der Welt im Einklang ist. Der Gedanke einer Spaltung oder Dissonanz ist in dieser oder ähnlicher Form auch in der modernen Medizin, vor allem in der Psychosomatik, und in vielen heute aktuellen Heilverfahren zu finden. Um Krankheiten vorzubeugen oder sie zu heilen, ruht die von Hildegard von Bingen empfohlene Lebensführung auf sechs Säulen, den sechs goldenen Lebensregeln. Sie finden sie in der *Hildegard Ernährungslehre*, Heft 24, S. 3. Sie sind hier etwas verkürzt dargestellt.

1. Lebensregel-Säule

Heilmittel aus der Schöpfung; sie sind überall in der Natur zu finden

Heilende Kräfte sieht Hildegard nicht nur in pflanzlichen Heilmitteln, sondern auch in Edelsteinen, Mineralien und Tieren. Vor allem Mineralien und Edelsteine fördern die Selbstheilungskräfte. Viele Ärzte der Antike vertraten dieselbe Meinung, ebenso wie die Ansicht, dass sich Wohlbefinden einstellt, wenn man in Harmonie mit der Natur und dem Universum lebt.

2. Lebensregel-Säule

Eure Lebensmittel sollen Eure Heilmittel sein – Ernährung, maßvoll und ausgewogen

Eine ausgewogene, maßvolle Ernährung ist aus Sicht der Hildegard unentbehrlich für Gesundheit. Kräuter und Gewürze haben dabei eine wichtige Funktion, ebenso wie Dinkel, Sellerie, Edelkastanie und Fenchel.

3. Lebensregel-Säule

Ruhe und Bewegung

Ein gesundes Gleichgewicht zwischen Ruhe und Bewegung hilft,

Stress zu bewältigen, die Psyche zu stimulieren und einem Leistungsverlust vorzubeugen. Ein täglicher Spaziergang von mindestens einer halben Stunde verbessert die Herz- und Lungentätigkeit, regt den Stoffwechsel an, aktiviert den Kreislauf und erhöht die Leistungsfähigkeit.

4. Lebensregel-Säule

Schlafen und Wachen

Nach Hildegard von Bingen kann der Organismus nur dann regenerieren, wenn bestimmte Regeln und Rhythmen eingehalten werden, bei denen der Wechsel zwischen Ruhe und Aktivität eine zentrale Rolle spielt. Im Gegensatz zu ihren Zeitgenossen war sie der Ansicht, dass jeder Mensch sich seine Regeln selbst geben sollte. Vor allem bei nervlichen Belastungen, Stress und hohen Leistungsanforderungen ist ein ausgewogenes Verhältnis von Schlafen und Wachen entscheidend.

In ihren Visionen nahm Hildegard den Menschen eingebunden in den Kosmos und in Wechselwirkung mit den vier Grundbausteinen der Elemente wahr: Vom Feuer hat der Mensch die Körperwärme, von der Luft den Atem, vom Wasser das Blut und von der Erde den Körper. Die vier Elemente und ihr Gleichgewicht im Menschen entscheiden über den Säftehaushalt sowie Gesundheit und Krankheit. Beim Einschlafen oder in Pausen an diese kosmische Harmonie zu denken wirkt ausgleichend und fördert die innere Ruhe.

5. Lebensregel-Säule

Ausleitungsverfahren

Ein wichtiger Teil der Hildegard-Medizin sind Verfahren, die den Organismus von krank machenden Einflüssen reinigen und Giftstoffe und Schlacken aus dem Blut, den Lymphen und dem Bindegewebe entfernen. Aderlass, Schröpfen und Moxibustion sollen die Selbstvergiftung durch übermäßiges oder falsches Essen, Schadstoffe und Hildegards Küchengifte (Erdbeeren, Pfirsiche, Pflaumen und Lauch) beheben. Auch Kummer, Sorgen und Stress können sich schädlich auf die Gesundheit auswirken und autoaggressive Prozesse auslösen.

Wie man heute weiß, steigt bei Stress und emotionalen Belastungen der Säurepegel im Körper, was Sodbrennen und andere Übersäuerungsfolgen nach sich zieht.

6. Lebensregel-Säule

Stärkung seelischer Abwehrkräfte

Indem der Mensch seine Schwächen und Laster erkennt und sie durch Tugenden auszugleichen versucht, stärkt er seine Seele. In 35 Tugend-Laster-Paaren hatte Hildegard von Bingen die abzulegenden Laster benannt und empfahl, sie nach und nach abzubauen und die den Lastern gegenüberstehenden Tugenden zu kultivieren. Heilende Kräfte sprach die Äbtissin den Eigenschaften Liebe und Hoffnung zu. Musik, Gebet und Meditation fördern die innere Harmonie und alle Tugenden.

Hildegards Dinkelgrießsuppe Rühren Sie vier Esslöffel Dinkelgrieß in einen Liter kaltes Wasser. Rösten Sie eine feingehackte Zwiebel in Butter langsam hellbraun und gießen sie dann mit dem Dinkelwasser auf. Mit Salz, Muskatnuss, Petersilie, etwas Galgantpulver und Bertrampulver würzen. Galgant und Bertram sind nicht unbedingt nötig, haben jedoch eine zusätzliche gute Wirkung. Lassen Sie die Suppe aufkochen, rühren Sie gut um und lassen Sie sie etwas ziehen.

Hildegards Nervenkekse Hilfreich bei Stress sind Hildegards Nervenkekse. Wenn Ihnen die Ohrgeräusche besonders zusetzen, können die leckeren Kekse aufbauend und beruhigend wirken, denn sie beheben »alle Verbitterungen deines Herzens und Gemütes«

(H. v. B.). Drei bis sechs Kekse täglich helfen wieder Kraft aufzubauen, stärken den Organismus insgesamt, wirken Konzentrationsschwierigkeiten und chronischer Müdigkeit entgegen und unterstützen die Ausleitung von Krankheitsgiften.

Zutaten:

400 g Dinkelmehl
250 g Butter
150 g Zucker / Rohrzucker
200 g süße gemahlene Mandeln
20 g Zimt
20 g Muskat
10 g Nelken
2 Eier
eine Prise Salz
Wasser nach Bedarf

Das Mehl auf die Arbeitsplatte geben, die weiche Butter in Stückchen darauf verteilen. Zucker, Mandeln, Eier und Gewürze dazugeben. Alles mit einem großen Messer durchhacken, rasch zusammenkneten und kalt stellen. Nach etwa 30 Minuten den Teig etwa 2–3 mm dick ausrollen und Plätzchen ausstechen. Auf einem mit Backpapier ausgelegten Blech bei 180–200 °C etwa 20–25 Minuten backen.

Die Nervenkekse sind ein Heilmittel und kein Naschwerk. Kinder sollten nicht mehr als drei Kekse pro Tag essen, Erwachsene maximal sechs. In seltenen Fällen kann eine Muskatnussunverträglichkeit auftreten, deshalb für alle Fälle zuerst mit weniger Keksen pro Tag beginnen.

Schüßler-Salze

Bis zu seinem Tod im Jahr 1898 arbeitete Wilhelm Heinrich Schüßler unermüdlich an seiner Vision: Er wollte den Menschen mit einer sanften, natürlichen Heilmethode und wenigen Mitteln helfen. Seine Therapiemethode entwickelte der Arzt zu einer Zeit, als man wenig über Mineralstoffe wusste. Rudolf Virchow und Jakob Moleschott hatten am Ende des 19. Jahrhunderts entdeckt, dass Mineralstoffe und Spurenelemente im gesamten Körper vorkommen, und schlossen daraus, dass sie lebensnotwendig seien. Dr. Schüßler fand 24 Mineralsalze, die sich bis heute bei akuten und chronischen Beschwerden bewährt haben.

Die Zuordnung der Salze zu den jeweiligen Krankheiten und Beschwerden entdeckte er, indem er analysierte, welche Salze in welchen Organen und Geweben vorkommen. Seine Heilungstheorie geht nicht davon aus, dass einfach nur ein Mangel an einem bestimmten Mineral behoben werden muss. Entscheidend ist, dass die Salze bei einer Krankheit dorthin gelangen, wo sie der Körper zur Heilung braucht. Die Ergebnisse seiner Forschungen beschrieb Dr. Schüßler in seiner Schrift *Eine Abgekürzte Therapie.*

Die seinen Salzen zugrunde liegenden Annahmen fasste er in vier Lehrsätzen zusammen:

1. Lehrsatz: Alle Krankheiten entstehen durch einen Mangel an bestimmten lebensnotwendigen Mineralstoffen.

2. Lehrsatz: Durch Zuführung der fehlenden Stoffe tritt die Heilung ein.

3. Lehrsatz: Die Zuführung der Mineralstoffe darf nur in allergeringsten Mengen erfolgen.

4. Lehrsatz: Die Zuführung der fehlenden Stoffe muss in solch einer Verdünnung erfolgen, dass der Übertritt des heilwirksamen Salzes unmittelbar durch die Mundhöhle, den Schlund und die Speiseröhre direkt ins Blut erfolgt.

Zu den Schüßler-Salzen gibt es ausgezeichnete Bücher, mit deren Hilfe man selbst etwas zusammenstellen kann, darunter von dem Schüßler-Salze-Experten Günther H. Heepen. Der Heilpraktiker und Psychotherapeut führt in Bamberg seine Praxis für Naturheilverfahren und kognitive Verhaltenstherapie. Sicher ist es sinnvoll, sich trotz der umfangreichen Literatur von einem Heilpraktiker beraten und behandeln zu lassen, wie Sie auch an den nachstehenden Empfehlungen des Schüßler-Salze-Experten Günther H. Heepen sehen können, vor allem bei größeren Beschwerden.

Schüßler-Salze-Empfehlungen von Günther H. Heepen

Bei Durchblutungsstörungen mit Druckgefühl im Ohr und bei Pulsieren oder Klopfen, bei hohem Blutdruck, Blutandrang zum Kopf:

- Schüßler-Salz Nr. 3 Ferrum phosphoricum D12
- Schüßler-Salz Nr. 15 Kalium jodatum D6

Bei Durchblutungsstörungen mit Schwerhörigkeit, Ohrensausen und Schwindel aufgrund von Arteriosklerose, Verhärtung, Ablagerungen an den Gefäßen:

- Schüßler-Salz Nr. 1 Calcium fluoratum D12
- Weitere Empfehlungen: Schüßler-Salbe Nr. 1 mehrmals täglich um das Ohr herum auftragen; Hochfrequenztherapie und indianische Ohrkerzen

Bei Durchblutungsstörungen mit Schwerhörigkeit und Schwindel, bei niedrigem Blutdruck, oft durch altersbedingte Durchblutungsstörungen im Ohr:

- Schüßler-Salz Nr. 7 Magnesium phosphoricum D6
- Weitere Empfehlungen: Knoblauch-Tinktur oder -Tropfen aus der Apotheke oder dem Reformhaus und Mistelsaft

Bei Ohrensausen, Ohrgeräuschen, klingenden oder dumpfen Geräuschen verbunden mit Reizbarkeit durch emotionale Anspannung:

- Schüßler-Salz Nr. 7 Magnesium phosphoricum D6
- Schüßler-Salz Nr. 13 Kalium arsenicosum D6
- Weitere Empfehlungen: Bach-Blüte Nr. 18 Impatiens (zwei Tropfen auf ein Glas Wasser, tagsüber trinken); indianische Ohrkerzen.

Bei Hörsturz mit plötzlicher Hörminderung, Druckgefühl im Ohr, Ohrgeräuschen aufgrund einer Zirkulationsstörung der kleinen Gefäße im Innenohr; oft stressbedingt:

- Schüßler-Salz Nr. 4 Kalium chloratum D6
- Schüßler-Salz Nr. 7 Magnesium phosphoricum D6
- Schüßler-Salz Nr. 10 Natrium sulfuricum D6

Gehen Sie mit diesen Symptomen unbedingt sofort zum Arzt.

- Weitere Empfehlungen: ansteigende Fußbäder und indianische Ohrkerzen

Bei Morbus Menière: Drehschwindel mit Übelkeit, Erbrechen, Ohrgeräuschen aufgrund einer Regulationsstörung der Blut- oder Lymphgefäße mit Schwellung:

- Schüßler-Salz Nr. 7 Magnesium phosphoricum D6
- Schüßler-Salz Nr. 10 Natrium sulfuricum D6

Gehen Sie mit diesen Symptomen unbedingt sofort zum Arzt.

- Weitere Empfehlungen: Meiden Sie Kaffee, Nikotin und Alkohol und halten Sie Bettruhe; indianische Ohrkerzen.

Weitere Indikationen zu Ohrenbeschwerden finden Sie in den Büchern *Quickfinder Schüßler-Salze* und *Maxi-Quickfinder Schüßler-Salze* von Günther H. Heepen.

Schüßler-Salze-Tipp für zu Hause: die Heiße Sieben

Soforthilfe bei Ohrensausen bringt die »Heiße Sieben«. Sie wird mit dem Schüßler-Salz Nr. 7 (Magnesium phosphoricum) zubereitet und erweitert die Gefäße, wodurch die Ohrgeräusche nachlassen.

Anwendung: Geben Sie zehn Tabletten Schüßler-Salz Nr. 7 in eine Tasse und gießen Sie heißes Wasser darüber. Rühren Sie um, bis sich die Tabletten aufgelöst haben (bitte keinen Metalllöffel verwenden), und trinken Sie die Heiße Sieben in kleinen Schlucken. Durch diese Zubereitungsform tritt die Wirkung sehr schnell ein und ist besonders intensiv.

Auch andere Schüßler-Salze können so angewendet werden. Üblich ist diese Form jedoch nur bei der Heißen Sieben.

Naturheilmittel, Vitamine und Mineralien

Ginkgo biloba

Das aus den Blättern des Ginkgobaumes hergestellte Heilmittel wird bei akutem und chronischem Tinnitus besonders häufig verordnet. Präparate wie Kaveri oder Tebonin sollen die Durchblutung verbessern und werden oft mit weiteren Mitteln, die ebenfalls durchblutungsfördernd wirken, kombiniert.

Bisher wurden keine wissenschaftlichen Nachweise für die Wirksamkeit von Ginkgo bei Ohrgeräuschen erbracht. Die bislang größte Doppelblind-Studie mit Ginkgo-biloba-Extrakt bei Tinnitus wurde 2001 von Neuropharmakologen aus Birmingham durchgeführt und im *British Medical Journal* veröffentlicht. Mehr als 1000 Patienten nahmen zwölf Wochen lang dreimal täglich 50 mg Ginkgo-biloba-Extrakt oder ein Placebo ein. Sie wurden nach zwei, vier und zwölf Wochen nach Absetzen des Präparats zu Veränderungen des Tinnitus befragt. Die Ergebnisse zeigten, dass Ginkgo biloba nicht besser gegen Ohrgeräusche wirkte als das Placebo. Diese Studie ist ein ausgezeichnetes Beispiel für subjektive Wahrnehmung: 9,7 Prozent der mit Placebo und 9,4 Prozent der mit Ginkgo behandelten Patienten hatten nach Abschluss der Therapie über eine Verbesserung berichtet. Zwei Wochen später waren 13,3 Prozent der Ginkgo-Behandelten und 11,0 Prozent der Placebo-Behandelten der Ansicht, ihr Tinnitus habe sich wieder verschlechtert. Ein Unterschied bei den beiden Gruppen bestand nur darin, dass bei einigen Teilnehmern der Ginkgo-Gruppe positive Nebeneffekte auftraten wie eine Verbesserung des allgemeinen Wohlbefindens, Verringerung von Kopfschmerz und Unwohlsein sowie mehr Lust auf Sex.

Magnesium und Zink

Wie Jens Bielenberg in seinem Referat über neue Therapieansätze auf der Basis von Glutamat-Antagonisten ausführt, wird ein Mangel an Magnesium schon seit längerem mit Innenohrerkrankungen in Verbindung gebracht. Magnesium setzt die Freisetzung von Glutamat herab, einem Botenstoff, der zusammen mit den dazugehörigen Rezeptoren daran beteiligt ist, wenn Gedächtnisinhalte im Gehirn abgespeichert werden. Immer, wenn wir etwas lernen, ist dieser Neurotransmitter aktiv. Als partieller Glutamat-Antagonist kann Magnesium Ohrgeräusche reduzieren. Magnesium löst außerdem Krämpfe in den Blutgefäßen. Ähnliches gilt für Zink, dessen Wirkung allerdings umstritten ist, da es möglicherweise gleichzeitig die latente Erregungsbereitschaft fördert.

Coenzym Q10

Q10, das auch Ubichinon oder Ubiquinon heißt, wird vom Körper selbst hergestellt. Es ist ein unabdingbarer Teil der Atmungskette. Ohne Q10 können die Mitochondrien – die »Kraftwerke« der Zellen – keine Energie aus der Sauerstoffverbrennung herstellen. Muskeln, Nerven und das Immunsystem brauchen die von den Mitochondrien gelieferte Energie, um richtig funktionieren zu können. Fehlt Q10, können die Zellen nicht ausreichend regenerieren, und der Alterungsprozess beschleunigt sich, was sich auch daran zeigt, dass die körpereigene Produktion mit dem Alter nachlässt.

Bei dieser Form der Energiegewinnung entstehen allerdings für den Organismus schädliche freie Radikale, die der Körper mit verschiedenen Mitteln zu neutralisieren versucht. Antioxidantien wie die Vitamine C und E, sekundäre Pflanzenwirkstoffe, die zum Beispiel im Rotwein oder Grüntee enthalten sind, und Enzyme können die freien Radikale unschädlich machen. Ein niedriger Q10-Spiegel wird festgestellt bei Patienten mit Herz-Kreislauf-Erkrankungen, degenerativen Muskelerkrankungen, Parkinson, Krebs, Diabetes, HIV/Aids und dem Burn-out-Syndrom. Bei Tinnitus findet sich manchmal ein besonders niedriger Q10-Spiegel.

In der Dezember-Ausgabe des *Naturheilkundlichen Newsletter* der Habichtswald-Klinik Kassel wird darauf hingewiesen, dass eine Blutuntersuchung auf Q10 sich bei all den genannten Krankheiten (und bei einigen dort erwähnten mehr) lohnt.

Das Fazit des Klinik-Berichtes lautet: »Q10 ist eines der interessantesten Nahrungsergänzungsmittel der letzten Jahre, welches in der (konventionellen) Medizin noch viel zu wenig Beachtung findet. Auch dort, wo es bereits eingesetzt wird – in vielen Naturheilpraxen oder in der Selbstbehandlung –, werden optimale Therapieerfolge oftmals nicht erreicht, weil mit falschen Dosierungen gearbeitet oder der Vorteil eines Labormonitorings nicht genutzt wird.

Bei den beschriebenen Indikationen lohnt es sich auf jeden Fall, Q10 in die Therapie-Erwägungen mit einzubeziehen. Die Erfolge der Behandlung können so deutlich verbessert werden, manchmal sogar dramatisch.«

Clear Tinnitus®

»Hallo an alle Betroffenen. Es hört sich fast wie ein Wunder an, ist aber tatsächlich so gewesen: Auf meiner letzten USA-Reise habe ich in einer Drogerie zufällig ein Mittel gegen Tinnitus gesehen und an meine Oma gedacht, die unter Ohrgeräuschen leidet. Obwohl ich eher skeptisch bin, habe ich das Mittel gekauft. Meine Oma hat es nicht eingenommen, denn sie ist kurz nach meiner Rückkehr wegen Herzproblemen ins Krankenhaus gekommen und hatte Angst, dass es sich nicht mit dem Herzmittel verträgt. Sie hat es meiner Tante gegeben, die auch unter Tinnitus leidet. Und das hat gewirkt! Nach vier Tagen war der Tinnitus weg, kein Rauschen mehr, keine Beschwerden. Das Mittel ist rein pflanzlich, und da ich von Naturmitteln eigentlich nicht viel halte, musste ich meine Meinung über solche Produkte ändern. Der Tinnitus blieb weg, solange sie das Mittel eingenommen hat, kam aber wieder, als sie es absetzte. Selbst wenn meine Tante nur Glück gehabt haben sollte, ist dieses Mittel in jedem Fall ein Tipp für alle Betroffenen.«

Gefunden in einem Tinnitus-Diskussionsforum, leicht abgewandelt

Die Firma *Clear Products Inc.*™ hat sich auf Produkte spezialisiert, in denen traditionelle östliche Medizin mit homöopathischen Mitteln kombiniert wird. Das Unternehmen garantiert, dass die Mittel sicher und effizient sind, nicht schläfrig machen, frei von Aspirin sind, keine Gewöhnung oder Sucht erzeugen und von einem amtlich zugelassenen Kräuterfachmann zusammengestellt werden.

Clear Tinnitus® ist ein Heilmittel auf rein pflanzlicher und homöopathischer Basis. Es wurde 1998 entwickelt und bringt laut Hersteller »eine zeitlich begrenzte, sichere Erleichterung bei Tinnitus-Symptomen«. Bereits nach einer einwöchigen Einnahme – in anderen Fällen nach einigen Wochen – sollen die Ohrgeräusche deutlich leiser sein und es bei kontinuierlicher Einnahme auch bleiben. Bei manchen Anwendern verlieren sich die Geräusche vollständig und kommen wieder, wenn das Mittel abgesetzt wird. Die Inhaltsstoffe werden seit mehr als 2000 Jahren in der Traditionellen Chinesischen Medizin (TCM) bei Ohrgeräuschen verwendet, sollen den Puls nicht erhöhen und sind glutenfrei. Zu beziehen sind die Clear-Produkte über das Internet.

Kiefernrindenextrakt (Pinienrindenextrakt; Pycnogenol®)

> *»Ich glaube, dass wir von der Pinienrinde als Volltreffer gegen die häufigsten Zivilisationserkrankungen noch sehr viel hören werden. Es ist wohl ähnlich wie mit dem Sonnenvitamin D3: Vor einigen Jahren noch weitgehend verkannt, ist dieses Vitamin heute richtig populär geworden. In den USA übrigens werden Pinienrindenextrakte bereits erfolgreich eingesetzt.«*
> *Dr. med. Liutgard Baumeister-Jesch*

In Europa ist der Pflanzenextrakt Pycnogenol® noch wenig bekannt. Das Naturheilmittel wird aus der Rinde der Küstenkiefer *(Pinus Pinaster,* auch: *Pinus Maritima)* gewonnen, die in den Kieferwäldern Südfrankreichs wächst. Die Küstenkiefer ist noch unter vielen anderen Namen bekannt: Seekiefer, Sternkiefer, Meerkiefer, Strandkiefer, Igelkiefer … Sie wird bis zu 300 Jahre alt, 15 bis 40 Meter hoch, und der Stamm erreicht bis zu einem Meter Umfang – ein wahrhaft eindrucksvoller Baum. Eindrucksvoll ist auch, was er als natürliches Heilmittel zu bieten hat: Seine Rinde enthält die als OPC (Oligomere Procyanidine) bekannten sekundären Pflanzenwirkstoffe, die durch ihre intensive antioxidative Wirkung den Körper vor freien Radikalen schützen und entzündungshemmend sind. Wie Studien zeigen, kann Kiefernrindenextrakt noch mehr: Er regt das Immunsystem an, hilft, die Blutgefäße zu erweitern und zu pflegen, kann Kollagen und

Elastin binden. Auch die Hautelastizität und die Sehkraft werden positiv beeinflusst. Der wasserlösliche Extrakt wird schnell vom Körper aufgenommen und hat dann eine außergewöhnliche Wirkung: Er vergrößert die Menge von Vitamin C im Körper. Da das Power-Vitamin nicht nur für das Immunsystem, sondern auch für die Psyche wichtig ist, könnte Kiefernrindenextrakt sich auch hier positiv auswirken und gestressten Tinnitus-Betroffenen Hilfe bringen.

All diese Eigenschaften wirken sich bei einer Vielzahl von Krankheiten positiv aus: Bluthochdruck, Diabetes Typ 2, kardiovaskuläre Erkrankungen, Lipidstoffwechselstörungen, Thrombosen und venöse Insuffizienz, Hämorrhoiden, Osteoarthritis, Erektionsstörungen und bei den körperlichen Belastungen, die durch Rauchen entstehen, wie eine Studie kürzlich zeigte. Darüber hinaus soll es Jetlag vermindern und ADHS-Symptome (Aufmerksamkeitsdefizit-/Hyperaktivitätsstörung) bei Kindern verringern. Dies ist nur eine kleine Auswahl der Anwendungsgebiete.

Dass Pycnogenol® auch Tinnitus-Symptome vermindern kann, zeigt eine Studie der Chieti-Pescara-Universität, die das italienische Medizinjournal *Panminerva Medica* im Oktober 2010 publizierte. Der Kiefernrindenextrakt verbessert nachweislich die Durchblutung des Innenohrs. Untersucht wurden 82 Patienten im Alter von 35 bis 55 Jahren mit einem leichten bis gemäßigten Tinnitus auf nur einem Ohr. Bei allen ging der Tinnitus auf eine Minderdurchblutung des Innenohrs zurück, wie eine Ultraschalluntersuchung gezeigt hatte. Die eine Hälfte der Studienteilnehmer erhielt vier Wochen lang täglich 150 mg Pycnogenol®, die andere Hälfte nur ein Scheinmedikament. Nach dieser Zeit waren die Beschwerden in der Pycnogenol®-Gruppe etwa um die Hälfte zurückgegangen, während in der Kontrollgruppe keine Besserung eintrat. Dr. Gianni Belcaro, einer der Leiter der Studie, erklärte dazu: »Die Studie zeigt eindeutig, dass Pycnogenol® die

Funktion der Gefäße verbessern und die Durchblutung der Cochlea wiederherstellen kann, was dann die Tinnitus-Beschwerden vermindert.«

Pycnogenol® ist weltweit in mehr als 700 Nahrungsergänzungsmitteln, Multivitaminpräparaten und Gesundheitsprodukten enthalten. Der Extrakt wurde in den vergangenen 40 Jahren eingehend untersucht. Mehr als 230 veröffentlichte Studien erklären, dass Pycnogenol® sicher, ungefährlich, ungiftig und klinisch wirksam ist. Die Ärztin Liutgard Baumeister-Jesch nennt Kiefernrindenextrakt beziehungsweise Pinienextrakt in ihrem Buch *Einblicke in die Welt der Mikronährstoffe* »die Wucht in Kapseln«.

OPC

Von OPC war im vorhergehenden Kapitel über den Kiefernrindenextrakt Pycnogenol®, der ein besonders wertvoller Lieferant ist, bereits die Rede. OPC ist ein besonders intensiv wirkendes Antioxidans und kann deshalb den Alterungsprozess verlangsamen und viele Erkrankungen positiv beeinflussen. Antioxidative Stoffe können aggressive, zellschädigende Substanzen im Körper neutralisieren. Das Allroundtalent OPC wird innerhalb von Minuten aufgenommen und wirkt bis zu 72 Stunden. Es stärkt die Widerstandskraft der Adernwände und Kapillargefäße, fördert die Ausscheidung eingelagerter Giftstoffe und unterstützt die Stabilität von Sehnen, Knorpeln, Knochen und Bindegewebe. Es wirkt vorbeugend gegen Gelenkschmerzen, Herz-Kreislauf- und Gefäßprobleme, Allergien, Immunschwäche und Krebs. Da es ebenso wie Vitamin C die Blut-Hirn-Schranke überschreitet, schützt es die Gehirnzellen vor Oxidation und beugt so Alzheimer, Parkinson, Multipler Sklerose und Epilepsie vor. Zahlreiche Ärzte berichten von sehr guten Ergebnissen von OPC-Gaben bei Tinnitus. OPC ist besonders in dunkelroten Früchten wie der Aronia-Beere enthalten.

Vitamin C

Das Allroundtalent hilft bei vielen Beschwerden und ist ein starker Radikalfänger. Tinnitus kann eine sehr starke Belastung für die Nervenzellen darstellen. Dieser Stress löst oxidative Prozesse im Körper aus. Bei oxidativem Stress werden mehr freie Radikale gebildet, als abgebaut werden. Oxidativer Stress beschleunigt nicht nur den Alterungsprozess, sondern wirkt sich auch belastend auf die Psyche aus. So kann eine sich negativ verstärkende Spirale entstehen, die sich auch verstärkend auf den Tinnitus auswirkt. Deshalb ist es in jedem Fall sinnvoll, neben anderen, Tinnitus-spezifischen Heilwegen wie zum Beispiel der Musiktherapie nicht nur auf der seelischen Ebene, sondern ganz konkret physisch für einen gesunden, möglichst stressfreien Körper zu sorgen. Neben dem bereits erwähnten OPC kommen bestimmte Vitamine und Mineralien infrage, die besonders gut geeignet sind, um freie Radikale unschädlich zu machen. Eine Möglichkeit ist ein täglicher Cocktail aus 1 bis 2 g Vitamin C, Coenzym Q10 (bis 600 mg täglich), Selen (200 mg) und Magnesium (400 mg). Langfristig kann auch dieser Trank die Geräusche abschwächen.

Pilze

Die Mykotherapie – die Lehre von der Heilung mit Pilzen – ist noch wenig bekannt. Meist wissen nur Fachleute, dass Penicillin aus dem Wirkstoff eines Pilzes hergestellt wird. Das große Spektrum an therapeutischen Möglichkeiten von Pilzen ist wissenschaftlich nachgewiesen. Nicht wegzudenken sind Heilpilze aus der Traditionellen Chinesischen Medizin. Auch in Japan werden sie mit Erfolg eingesetzt. Der Shiitake-Pilz ist dort zum Beispiel als unterstützende Therapie bei Krebserkrankungen zugelassen. In Deutschland werden Pilze als Nahrungsmittel betrachtet, und ihre Extrakte gelten als Nahrungsergänzungsmittel.

Bei Tinnitus und Migräne hat sich der **Shiitake-Pilz** bewährt. Er sorgt außerdem für ein festes Bindegewebe, beugt Gefäßschäden und arteriellen Ablagerungen vor und senkt den Cholesterinspiegel. Shiitake stärkt die Immunabwehr, kann bei Grippe helfen und wird bei Durchblutungsstörungen eingesetzt.

Der **Reishi-Pilz** wird zwar nicht in direktem Zusammenhang mit Tinnitus genannt. Er kann jedoch über seine leberstärkende und entgiftende Wirkung einen positiven Einfluss ausüben. Reishi wirkt ausgleichend auf das Immunsystem und eignet sich deshalb bei Allergien, Entzündungen, Herpes und Immunschwäche.

9. Selbsthilfemaßnahme: Sorgen Sie für ruhigen Schlaf

»Den Puls des eigenen Herzens fühlen.
Ruhe im Innern, Ruhe im Äußern.
Wieder Atem holen lernen, das ist es.«
Christian Morgenstern

Wenn Sie häufiger oder regelmäßig nicht einschlafen können, nachts aufwachen und wach liegen, sich hin und her wälzen und unruhig schlafen oder zu früh aufwachen, sollten Sie nach den Ursachen suchen. Sind Sie überarbeitet und können vor Erschöpfung nicht schlafen? Drehen sich Ihre Gedanken im Kreis? Gibt es eine bestimmte Uhrzeit, zu der Sie aufwachen, sodass es hilfreich sein könnte, sich mit der chinesischen Organuhr zu befassen? Fallen Ihnen die Augen zu, solange das Licht brennt, und sind Sie hellwach, sobald es ausgeht? Ist es das Klingeln im Ohr, das Sie wach hält oder aufwachen lässt? In den meisten Fällen ist von einer seelischen Überreizung auszugehen. Aus Gründen, die Sie entweder kennen oder finden sollten, können Sie nicht abschalten. Auch zu schweres, ungeeignetes oder zu spätes Essen und vor allem alkoholische Getränke oder eine Erkrankung können schlechten Schlaf auslösen. Viele Menschen haben einen sogenannten »leichten« Schlaf, das heißt, sie wachen beim kleinsten Geräusch auf oder können deswegen nicht einschlafen. Im Rahmen dieses Buches soll es um die mit dem Hören verbundenen Schlafprobleme gehen.

Das Gehör ist unser wichtiges Sinnesorgan, um Gefahren rechtzeitig zu erkennen. Wenn wir schlafen, schließen wir die Augen – die Ohren können wir nicht verschließen. Viele Menschen empfinden Ohrstöpsel als unangenehm, aus gutem Grund. Denn selbst im Schlaf ist unser Gehör noch aktiv und weckt uns, wenn es bedrohliche Geräusche wahrgenommen hat.

Stille kann als unnatürlich empfunden werden und innere Alarmsignale auslösen. Unser Gehör hat sich in Zeiten entwickelt, in denen die Menschen in der Natur lebten, in der kontinuierliche Hintergrundgeräusche vorhanden sind. Plötzliche Stille war ein schlechtes Zeichen. Still wird es in der Natur, wenn Gefahr droht – zum Beispiel, wenn sich ein Raubtier nähert. Diese archaischen Muster leben noch heute in uns fort. Doch die meisten Menschen leben anders. Durch die heutige schall- und wärmeisolierende Bauweise und das Leben in größeren Siedlungen und Städten sind wir weitgehend von den Naturgeräuschen getrennt. Auf der anderen Seite nimmt die künstliche Beschallung und Lärmbelastung zu. Ohrstöpsel sind ein gängiges Produkt geworden, um nicht hören zu müssen, vor allem nachts.

Eine von Morris F. Heller und Moe Bergman durchgeführte Studie hat gezeigt, dass jeder Mensch Ohrgeräusche hört, der fünf Minuten lang aufmerksam in einem ruhigen Raum lauscht. Wenn das Licht ausgeht, beginnen die meisten Menschen zu lauschen. Erstaunlich ist eher, dass die Mehrzahl trotzdem keine Geräusche wahrnimmt. Bei Tieren wächst die Empfindlichkeit des Gehörs, wenn die normalen Hintergrundgeräusche nachlassen. Sie hören dann Töne in der Umgebung besonders genau. Hyperakusis – die Überempfindlichkeit gegen Schall – funktioniert auf diese Weise. Daraus ergibt sich, dass es wahrscheinlicher ist, auch leiseste Geräusche wahrzunehmen, wenn Stille herrscht, als in einer tonreichen Umgebung. Diese Geräusche können von der normalen Aktivität der Nervenzellen im Gehirn kommen und Tinnitus hervorrufen.

Da das Gehör auf ein gewisses Maß an Hintergrundgeräuschen eingestellt ist, verändert sich nur dann etwas im Hörverhalten, wenn es durch Töne stimuliert wird. Stellen Sie sich vor, Sie wären in der Natur und würden dem Rauschen eines Baches lauschen. Je länger Sie das tun, desto mehr passt sich Ihr Gehör an diese Information an. Ein plötzlicher Donner oder Knall wird Sie herausreißen und aktivieren. Ihr Gehör hat eine neue Information – und muss sie verarbeiten.

Eine gleichmäßige, sehr leise Geräuschkulisse und vor allem Stille senken die Flexibilität, mit der sich das Gehör anpasst. Die Plastizität – die Fähigkeit von Synapsen, Nervenzellen und Hirnarealen, sich je nach zu verarbeitendem Reiz und je nach Gebrauch zu verändern – sinkt. Die Aktivität der Nervenbahnen, die für die Reaktion auf Geräusche zuständig sind, verlangsamt sich. Es tritt eine Gewöhnung an den gegebenen Zustand ein. Im Schlaf sinkt die Plastizität weiter, und der Cortex, der Teil des Gehirns, der für bewusste Wahrnehmung zuständig ist, ist nur wenig aktiv. Andere Areale übernehmen eine Art unterbewussten Wachdienst. Seelischer Stress kann dazu führen, dass diese Wahrnehmungsempfindlichkeit nicht genügend sinkt. Die Aktivität der Nervenzellen bleibt so hoch wie im Wachzustand oder erhöht sich sogar noch. Kleinste Geräusche von außen oder innen und alle möglichen Empfindungen sorgen dafür, dass man wach bleibt.

Ihr persönliches Schlafmanagement

Die Geräusche des Alltags übertönen oft das Klingeln im Ohr. Viele berichten, dass ihnen die Ohrgeräusche erst bewusst werden, wenn Stille einkehrt. Die Reaktion darauf ist von Mensch zu Mensch unterschiedlich. Mehr als 50 Prozent der Betroffenen erklären, dass sie wegen ihres Tinnitus nicht oder nur schlecht schlafen können. Hinzu kommt, dass Menschen, die Tinnitus haben, oft stressgeplagt sind und ohnehin unter Schlafproblemen leiden. Sie können lange nicht einschlafen, wachen mitten in der Nacht auf und schlafen nicht wieder ein, wachen zu früh auf und fühlen sich am Morgen müde und erschöpft, haben Kopfschmerzen oder sind deprimiert. Viele haben Angst vor der Nacht. Tinnitus intensiviert diese Symptome, sodass sich eine problemverstärkende Spirale bildet. Eine Aussage wie »Nachts werden die Geräusche richtig laut und aggressiv« zeigt, dass sich die Wahrnehmung der Geräusche intensiviert hat. Tatsache ist: Der Tinnitus wird nachts nicht lauter. Das lässt sich messen und steht für viele im extremen Widerspruch zu ihrer persönlichen Erfahrung.

Tipps für guten Schlaf

Schlafprobleme sind weit verbreitet. Verschiedene Strategien, die auch bei zusätzlichem Tinnitus gelten, haben sich im Umgang damit bewährt:

- Stehen Sie jeden Morgen zur gleichen Zeit auf. Durch diese Regelmäßigkeit stellen Sie Ihre innere Uhr und vermitteln Ihrem Unbewussten, dass es eindeutige Zeiten gibt, in denen Sie schlafen und in denen Sie wach sind.
- Nehmen Sie sich Zeit, um nach dem Tag herunterzukommen. Vielleicht möchten Sie ein kleines Ritual machen, mit dem Sie Ihre Pflichten und Sorgen vor dem oder beim Betreten des Schlafzimmers abgeben. Ein warmes (nicht heißes) Bad wirkt entspannend.

- Vielleicht gibt es jemanden, der Ihnen vor dem Schlafen gehen die Füße massiert.
- Machen Sie ein basisches Fußbad.
- Gehen Sie nur ins Bett, wenn Sie müde sind.
- Probieren Sie aus, welche Strategie wirkungsvoller für Sie ist: Löschen Sie entweder nach dem Zubettgehen das Licht, ohne zu lesen, Musik zu hören oder anderes zu tun, oder machen Sie das Umgekehrte: Tun Sie noch Dinge, die Ihnen Freude machen und Sie entspannen vor dem Einschlafen. Diskutieren, arbeiten, lernen, Haushaltspläne erstellen oder den morgigen Tag planen gehört nicht in Ihr Schlafzimmer.
- Stehen Sie auf, wenn Sie nach 20 Minuten nicht eingeschlafen sind, und machen Sie etwas Entspannendes und eher Monotones.
- Machen Sie keine Nickerchen. Sie unterbrechen den Rhythmus Ihrer inneren Uhr und können sich ungünstig auf die Länge und Tiefe des Nachtschlafs auswirken.
- Entwickeln Sie vorbereitende Schlafrituale. Tun Sie vor dem Schlafengehen immer dasselbe. Vielleicht möchten Sie gern jeden Abend ein Kapitel aus einem Buch lesen, Musik hören oder spazieren gehen. Essen Sie nach Möglichkeit immer zur selben Zeit.
- Trinken Sie bis mindestens sechs Stunden vor dem Schlafengehen keinen Kaffee, schwarzen oder grünen Tee oder Alkohol, auch wenn Ihnen diese Getränke tagsüber bekommen, und rauchen Sie nicht.
- Das Schlafzimmer sollte dunkel und kühl sein und Ihnen ein angenehmes, geborgenes Gefühl vermitteln. Vielleicht tut Ihnen ein spezielles Kuschelkissen oder ein Wasserkissen gut.
- Machen Sie sich klar, dass die sicherste Methode, nicht schlafen zu können, ist, unbedingt schlafen zu wollen. Und: Einschlafen können wir nur spontan, nicht auf Befehl.

Tinnitus und Schlafprobleme: Geben Sie Ihrem Gehör etwas zu tun

Wenn Schlafprobleme und Tinnitus zusammenkommen, ist es hilfreich, die Stille der Umgebung mit Geräuschen anzureichern. Dafür eignen sich Hintergrundgeräusche wie weißes oder rosa Rauschen, Naturgeräusche oder eine Entspannungsmusik, die im Kapitel »5. Selbsthilfemaßnahme: Umgeben Sie sich mit Klängen« (S. 113–120) beschrieben werden. Wählen Sie die Musik oder das Geräusch so, dass Sie es im Hintergrund hören können. Es darf nicht so laut sein, dass Sie dadurch wach bleiben. Der Ton sollte möglichst gleichbleibend, neutral, eher monoton und entspannend sein. Spezielle entspannende und meditative Klangkompositionen, die wie ein Wasserfall, Meeresrauschen, Regen oder das Rauschen eines Baches klingen, haben sich bei Schlaflosigkeit und Tinnitus bewährt.

Schlafstörungen aus Sicht der Traditionellen Chinesischen Medizin (TCM)

Auch wenn Sie davon ausgehen, dass Ihr Tinnitus die Ursache für Ihre Schlafprobleme ist, kann es lohnend sein, sich mit den Erkenntnissen der TCM auseinanderzusetzen beziehungsweise einen TCM-kundigen Therapeuten aufzusuchen. Ihre Ohrgeräusche können zum Beispiel mit einer Nierenfunktionsschwäche zu tun haben, wie im Kapitel über die TCM (S. 187–198) beschrieben, oder ein anderes, organisches Stressmuster kann sie auslösen oder dazu beitragen, sie aufrechtzuerhalten. Darüber hinaus erzeugt Tinnitus seelischen Stress, der sich dann in der Herztätigkeit, beim Blutdruck, in den Nieren, im Magen usw. auswirken kann. Nicht immer lässt sich eindeutig feststellen, welches die Ursache ist und was die Folgeerscheinungen.

Gesundheitliche Probleme oder Schlafstörungen definiert die TCM in Form von »Leere« oder »Fülle«; es ist also zu wenig oder zu viel von etwas da.

Zu viel besteht bei

- einem emporlodernden Leberfeuer
- einem emporlodernden Herzfeuer
- Schleimhitze, die den Geist bedrängt
- Resthitze im Zwerchfell

Zu wenig besteht bei

- Herz- und Milzblutmangel
- einer Disharmonie zwischen der Herz- und Nierenfunktion
- einer Herz- oder Gallenblasenschwäche
- einem Leber-Yin-Mangel

Die Qualität des Schlafes hängt nach Anschauung der TCM vom Zustand des Geistes (Chen) ab. Die Wurzel des Geistes ist im Herzen – unser Herz bestimmt darüber, was und wie wir denken. Wenn das Herz gesund und der Organismus gut durchblutet ist, schlafen wir gut. Ist das Herz »leer« oder durch zu viel Feuer übererregt, ist der Geist nicht gut verwurzelt und wir schlafen schlecht. Das emporlodernde Herzfeuer bringt Unruhezustände, Albträume und unruhigen Schlaf mit sich. Auch die Funktion der Leber spielt eine wichtige Rolle für einen ruhigen Schlaf. Überanstrengung, Sorgen, Ängste, Zorn und Grübeln bringen die innere Harmonie aus dem Gleichgewicht und stören den Schlaf.

Wir sind unseren inneren Prozessen nicht einfach ausgeliefert. Wie viel wir grübeln, wie sehr wir uns in Sorgen, Ängsten und Pflichtgefühlen aufreiben, darüber bestimmen wir selbst zu einem wesentlichen Teil. Im täglichen Leben müssen wir darauf achten, die Ruhe des Herzens immer wieder zu gewinnen. Der Dichter Christian Morgenstern sagte dazu:

»Mag dir dies und das gescheh'n,
lerne still darüber steh'n,
sieh dir selber schweigend zu,
bis das wilde Herz in Ruh.«

Einschlafhilfe Klangkissen

Wirkungsvoll kann eine Klangtherapie mit dem musiktherapeutischen Klangkissen (Musicpad) sein, vor allem wenn Sie zusätzlich unter Nackenverspannungen leiden.

Das Klangkissen ist orthopädisch geformt, sodass es eine positive Wirkung bei Nackenverspannungen hat, die ebenfalls Schlafprobleme hervorrufen können. Es hat zwei Stereolautsprecher, die subjektives räumliches Hören ermöglichen, und kann an die gängigen Abspielgeräte wie CD-Player, Stereoanlage oder Radio angeschlossen werden. Zusammen mit entsprechenden CDs lenkt es Sie von Ihren Ohrgeräuschen ab, beruhigt und geleitet Sie sanft in den Schlaf. Eine Bezugsquelle finden Sie im Anhang.

Tipps für den täglichen Umgang mit Tinnitus

- Halten Sie eine positive Grundstimmung aufrecht.
- Behalten Sie Ihren normalen Lebensrhythmus bei. Rückzug und Isolation können Ihr Problem verstärken.
- Trinken Sie viel, zwei bis drei Liter am Tag, am besten echtes Quellwasser.
- Meiden Sie Lärm und sehr laute Musik. Tragen Sie Ohrstöpsel, wenn Sie Lärm ausgesetzt sind.
- Achten Sie auf Entspannungsphasen, und gehen Sie Stress aus dem Weg. Selbst Eustress (positiver Stress) kann ab einem bestimmten Punkt zu viel sein.
- Bauen Sie Stress durch körperliche Betätigung ab. Längere Spaziergänge, Walken, Sport, Yoga und andere Methoden helfen Ihnen dabei. Generell hilft nicht zu langsames Laufen bei Tageslicht, den Körper zu stärken und die Stimmung zu heben.
- Konzentrieren Sie sich immer wieder während des Tages auf etwas, das Ihnen am Herzen liegt und nichts mit den Ohrgeräuschen zu tun hat.
- Ernähren Sie sich richtig. Reduzieren oder vermeiden Sie Nikotin und Koffein, Alkohol in größeren Mengen, chininhaltige Getränke und glutamin- beziehungsweise glutamathaltige Speisen, wie sie meist in China-Restaurants serviert werden.
- Machen Sie eine leichte Kopfmassage, auch an den Ohrmuscheln. Reiben Sie den äußeren Rand der Ohrmuschel leicht zwischen Daumen und Zeigefinger, und klappen Sie die Ohrmuschel sanft nach vorn und zurück.
- Wählen Sie eine ruhige Musik oder Naturgeräusche aus, die Ihnen guttun, und hören Sie sie regelmäßig.

Tipps für den täglichen Umgang mit Tinnitus

- Gestatten Sie sich, auch einmal völlig erschöpft und genervt zu sein. Vielleicht müssen Sie tatsächlich einfach mal allein auf Ihr Sofa oder ins Bett.
- Machen Sie Entspannungsübungen wie zum Beispiel progressive Muskelentspannung, Yoga, Qigong oder autogenes Training. Üben Sie konsequent, auch wenn Sie sich dazu motivieren und Zeit bereitstellen müssen.
- Lernen Sie Tiefenentspannungstechniken.
- Singen oder summen Sie. Ihre eigene Stimme ist gut geeignet, um die Geräusche zu überdecken.
- Spielen Sie ein Instrument, oder lernen Sie, eines zu spielen.
- Achten Sie auf negative, wiederkehrende Gedanken, die sich wie sich selbst erfüllende Negativ-Prophezeiungen auswirken können. Eine positive Stimmung und konstruktives Denken unterstützen die Regeneration. Wenn der Tinnitus gerade besonders stark ist, zählen Sie alles auf, was in Ihrem Leben gut ist.
- Stellen Sie sich vor, der Tinnitus wäre nicht in Ihrem Ohr, sondern irgendwo im Raum. Suchen Sie eine Stelle aus, an die Sie ihn projizieren.
- Achten Sie auf möglichst ausgeglichene Temperaturen, auch im Urlaub. Große Hitze und Kälte beziehungsweise Temperaturschwankungen können sich ungünstig auswirken.

Tinnitus natürlich heilen: Wege, für die Sie fachkundige Hilfe brauchen

Traditionelle Chinesische Medizin (TCM)

In China wird die Traditionelle Chinesische Medizin seit mehr als 3000 Jahren bei den unterschiedlichsten Erkrankungen angewandt. Das Behandlungsspektrum reicht von Müdigkeit und Erschöpfung über Allergien, Schlafstörungen, Asthma, Schmerzen, Frauenkrankheiten, Erkrankungen der inneren Organe, Störungen im Magen-Darm-Bereich bis zu Tinnitus, Schwindelanfällen und vielem mehr. In Deutschland ist die aus der TCM stammende Akupunktur und Akupressur am weitesten verbreitet, doch immer mehr Heilpraktiker und Ärzte wenden nun auch andere Heilmethoden wie Kräutermischungen und Tees an. Wenn Sie einen wirklich guten TCM-Arzt oder -Heilpraktiker finden wollen, sollten Sie darauf achten, dass er auf TCM spezialisiert ist und nicht noch zahlreiche andere, umfangreiche Methoden anbietet. Denn ähnlich wie die Homöopathie verlangt die TCM vollen Einsatz und Erfahrung.

Die westliche Medizin und die Traditionelle Chinesische Medizin gehen von unterschiedlichen Weltbildern aus und unterscheiden sich daher deutlich in der Art und Weise, wie sie den Körper, seine Funktionen sowie die Ursachen von Gesundheit und Krankheit betrachten. In der TCM spielt die universelle Energie Qi (sprich: »tschi«) die entscheidende Rolle. Sie ist das Prinzip des Lebendigen, tritt in verschiedenen Formen auf und sorgt für die Funktion der verschiedenen Organe. Ohne Qi können wir nicht leben. Nur wenn wir das Qi im Körper nähren, sodass wir ausreichend davon zur Verfügung haben, sind wir vital und gesund. Darüber hinaus muss das Qi frei im Körper fließen können. Blockaden im Fluss des Qi führen zu Störungen und Erkrankungen.

Unser Qi können wir auf zwei Arten nähren:

- **Über den Atem:** Indem wir Sauerstoff über die Lunge aufnehmen und wieder abgeben, nähren wir das Qi und lassen es gleichzeitig zirkulieren. In Indien wird diese Lebensenergie *prana* genannt. Das Pranayama – die Atemübungen der Yogis, über die Sie auf S. 136 in diesem Buch nachlesen können, dient ebenso dazu, den Körper mit dieser Lebensenergie anzureichern.

- **Über die Nahrung:** Das Nahrungs-Qi bekommen wir aus energetisch (biologisch) hochwertigen Lebensmitteln.

Darüber hinaus stellt die Lehre der Fünf Elemente – Holz, Feuer, Erde, Metall und Wasser – die Grundlage der chinesischen Weltsicht und der TCM dar. Die Fünf-Elemente-Lehre wurde vor mehr als 2000 Jahren aus der Beobachtung der Natur abgeleitet. Mit ihrer Hilfe können die Wechselwirkungen zwischen Mensch, Erde und Himmel, oder, anders ausgedrückt, zwischen Mensch und Umwelt, beschrieben werden und ebenso zwischen den einzelnen Organen im Körper. Menschen, Organe, Gefühle, Farben, Symptome – alles hängt aus Sicht der TCM zusammen und voneinander ab, alles beeinflusst sich gegenseitig. Die Fünf Elemente können im Gleichgewicht oder aus der Balance sein, ihre Verbindung blockiert oder im Fluss. Das Gleiche gilt für die aktive Kraft des Yang und die passive des Yin. Da es keinen feststehenden Zustand gibt, kann der Mensch nicht auf einen Zustand festgelegt und »seziert« werden, sondern wird auf das Fließen des Qi und die innere Balance hin untersucht. Denn wir sind seelisch, geistig und auf der Ebene unserer körperlichen Prozesse ständig in Bewegung, verändern uns unaufhörlich und brauchen doch innerhalb dieser Veränderung ein inneres Gleichgewicht, das sich flexibel an die Lebensbewegungen anpasst.

Übermäßige Gefühle sind aus Sicht der TCM die Hauptursache für Krankheiten. Wenn sie so mächtig werden, dass der Mensch die Kontrolle verliert und von ihnen überwältigt wird, können sie die inneren Organe verletzen und Krankheiten auslösen. Im Zusammenhang mit Tinnitus und Stress ist interessant, dass es nicht darauf ankommt, wie stark die Gefühle momentan sind, sondern wie lange sie andauern und die Organe ihrem Ansturm ausgesetzt sind.

Jedes Gefühl steht mit einem Organ in Verbindung: Freude, aber auch Verletztheit und Kummer sind mit dem Herzen verbunden; Planen und Zielesetzen, aber auch Ärger, Zorn und Verbitterung mit der Leber; das Gefühl für die innere Mitte und auch Nachdenklichkeit und mangelndes Selbstbewusstsein mit der Milz; der Austausch von Energie mit den Lungen. Wenn hier ein Ungleichgewicht besteht, kommen Trauer, Depression und Ruhelosigkeit. Die Nieren stehen für das, was als wesentlich empfunden wird. Kann es nicht gelebt werden, sind Bedrohungs- und Einengungsgefühle, Ängste und Sorgen die Folge. Die Galle steht mit mutigen Entscheidungen in Verbindung und reagiert auf Wut und Schuldgefühle, der Magen auf übermäßige Sorgen und die Blase auf Unentschlossenheit und verdrängte Aggression. Eine aufschlussreiche Zusammenstellung der Psychologie der Organe hat Klaus Adams in seinem gleichnamigen Buch veröffentlicht (siehe Bibliografie).

Im *Suwen*, einem grundlegenden Text der chinesischen Medizin, heißt es:

> *»Der Mensch nun hat die Fünf Zang-Organe, in denen diese fünf klimatischen Bedingungen in Freude, Ärger, Niedergeschlagenheit, große Trauer und Angst verwandelt werden. Freude und Ärger beeinträchtigen den Geist. Kälte und Hitze beeinträchtigen den Körper. Starker Ärger schädigt Yin, starke Freude greift Yang an. Kommen starke Emotionen auf, hören die Pulsschläge auf und verlassen den Körper. Sobald Freude und Ärger ohne Selbstbeherrschung zunehmen, werden Kälte und Hitze im Übermaß auftreten, und die Lebensfähigkeit ist nicht länger gewährleistet. Darum müssen sich Yin und Yang in einem ausgeglichenen Gleichgewichtsverhältnis zueinander befinden.«*

Die unerlässliche innere Ausgeglichenheit können wir laut TCM selbst am besten herstellen, indem wir achtsam und respektvoll mit uns umgehen und uns darum bemühen, Störungen frühzeitig zu erkennen und auszugleichen.

Tinnitus aus Sicht der TCM

Tinnitus entsteht als Folge eines inneren Ungleichgewichts, das sich durch eine Dauerbelastung entwickelt hat. Von einem oder mehreren Elementen ist dann zu viel oder zu wenig vorhanden. Ein Element kann zu schwach geworden sein, um die gesunde Funktion des Ohrs sicherzustellen, oder es ist so stark geworden, dass es zur Überforderung wird. Zu viel von etwas oder das Falsche, sei es bei der Ernährung, bei Aktivitäten und Stress, bei Lärm oder durch Eindrucksüberflutung, kann Ohrgeräusche auslösen. Bis zu diesem Punkt stimmen die westliche und östliche Medizin überein, auch wenn sie es jeweils anders erklären. In der TCM wurde Tinnitus jedoch schon immer als Symptom einer tieferliegenden Störung oder Erkrankung angesehen. Es ging also nicht in erster Linie darum, das Symptom zu behandeln, sondern die dahinter liegende Ursache zu finden.

Die Nieren haben in der TCM eine besondere Bedeutung. Sie werden als der Sitz der Lebensenergie Qi und damit der Lebenskraft angesehen. Angesichts der zahlreichen Aufgaben der Nieren und ihrer Meridiane ist das nicht verwunderlich: Sie steuern die Fortpflanzungs- und Regenerationsfähigkeit, regeln Körperflüssigkeiten, sorgen für die Funktionstüchtigkeit der Gelenke, beeinflussen den Haarwuchs, bestimmte Gehirnfunktionen und die Funktion der Ohren. Die zentrale Stellung der Nieren für Leben, Vitalität, Alterungsprozess und Tod finden wir auch bei Hildegard von Bingen.

Nach der Theorie der TCM sind die Ohren die Öffnungen der Nieren nach außen. Tinnitus kann die Folge einer Nierenschwäche sein, die durch eine seelische und/oder körperliche Überbeanspruchung des Organismus entsteht, wie lang anhaltender negativer Stress, unverarbeitete Trauer oder Schockerlebnisse, chronische Überarbeitung, zu wenig Schlaf, Krankheiten, falsche Ernährung, Alkohol- und Medikamentenmissbrauch. Oft ist der gesamte Bereich in der Mitte des Körpers geschwächt: Magen, Milz und die Blase. Da bei Nierenbeschwerden der Leberstoffwechsel meist beteiligt ist, bestehen häufig gleichzeitig oder alternativ Leberprobleme (»überschießendes Leberfeuer«). Sie entstehen zum Beispiel durch zu viel Alkohol, Rauchen, falsche Ernährung, Stress. Die Folgen sind unter anderem erhöhter Blutdruck, Schwindel, Kopfschmerzen, Aggressivität und Beschwerden der Augen und Ohren.

Beschwerden werden in der TCM nach zwei einfachen, aber aussagekräftigen Kriterien unterschieden: Sie können aufgrund von Fülle (Yang) zustande kommen, womit ein Übermaß gemeint ist, oder durch einen Mangel beziehungsweise eine »Leere« (Yin). Yin und Yang beschreiben den fortwährenden Kreislauf des Lebens, der aus einem stetigen Wechsel von Aktivität (Yang) und Passivität (Yin) besteht. Sie bedingen sich gegenseitig und manifestieren sich im Jahreslauf, im Tagesablauf und im Ablauf des Lebens. Yin und Yang sind beschreibende und einordnende Kriterien für die gegenpolaren Energien, die das Leben bestimmen, wie zum Beispiel das Ausatmen (Yin) und Einatmen (Yang). Langfristig müssen Yin und Yang in einem ausgewogenen Verhältnis stehen, auch wenn zu bestimmten Zeiten eine Kraft vorherrschen kann. Ein dauerhaftes Zuviel oder Zuwenig einer der beiden Energien hat seelische und körperliche Disharmonie zur Folge bis hin zu Erkrankungen. Das Gleichgewicht muss sowohl durch die Behandlung des TCM-Kundigen als auch durch eine veränderte Lebensführung wiederhergestellt werden. Der Heilpraktiker Torsten Ziegler beschreibt die Bewegungsrichtungen der beiden Kräfte Yin und Yang folgendermaßen: Yin steht für »zur Ruhe kommen«; es steigt ab, kühlt und verdichtet nach innen. Yang steht für Aktivität; es steigt auf, wärmt und geht nach außen.

Tinnitus als Fülle- und Leere-Syndrom

Tinnitus, der aufgrund eines überschießenden Leberfeuers entsteht, ist eine Fülle-Problematik und wird als aufsteigendes Leber-Yang bezeichnet. Dies lässt sich daran erkennen, dass die Ohrgeräusche plötzlich auftreten und schlimmer werden, wenn der Kopf nach unten hängt. Der Tinnitus wird vor allem tagsüber bemerkt und verstärkt sich bei Stress, Alkohol und scharfen Speisen. Die Betroffenen sind kräftig, fühlen sich energiegeladen und haben einen starken Willen, oft auch Aggressionen und neigen dazu, sich in Widerspruch zur Umwelt zu setzen. Kopfschmerzen, brennende Augen und eventuell ein gerötetes Gesicht sind charakteristisch.

Als Leere-Symptom entspricht Tinnitus einem Nieren-Yin-Mangel. Die Geräusche werden vor allem abends und nachts wahrgenommen. Der Tinnitus baut sich langsam und schleichend auf und wird häufig besser, wenn der Kopf nach unten hängt. Weitere Anzeichen sind Schlafstörungen, Nachtschweiß, Kopf- und Rückenschmerzen, Schwindel und Vergesslichkeit. Die Ohrgeräusche nehmen bei Stress und Belastungen zu und wenn Kaffee und Alkohol getrunken wird. Die Betroffenen fühlen sich kraftlos, leiden unter Antriebsschwäche und sind unruhig und nervös (»Workaholics«), können nicht regenerieren und wollen von allem verschont bleiben (»nichts hören wollen«). Je nach Stärke ist der Nieren-Yin-Mangel ein Anzeichen eines beginnenden oder gravierenden Burn-out-Syndroms, wie es häufig bei Tinnitus-Betroffenen vorkommt. Leber- und Nierenprobleme können auch zusammen auftreten, ebenso wie Erschöpfung mit Aktionismus einhergehen kann.

Die »Essenz« in der TCM

Die »Essenz« spielt, wie der Name besagt, eine zentrale Rolle in der TCM. Sie entsteht bei der Zeugung aus der Nierenessenz der Eltern, wird vererbt und hat den Sitz in den Nieren. Nach der Geburt wird weitere Essenz durch den Atem und die Nahrungs- und Flüssigkeitsverarbeitung im Körper erworben. Beide zusammen, die ererbte und die erworbene Essenz bilden die »eigentliche Essenz«. Sie wird als die materielle Basis für Knochen, Mark, Gehirn, Blut und Sperma angesehen. Auch hier zeigt sich wieder die überragende Bedeutung der Nieren in der TCM: Diese Essenz sorgt für Wachstum, Fortpflanzung, nährt den Körper und beeinflusst den Alterungsprozess.

Die Verbindung von Nieren und Gehirn

Zwischen den Nieren und dem Gehirn besteht aus Sicht der TCM eine Verbindung. Ein ausgeglichenes Nieren-Qi stärkt Gehirn, Gedächtnis und Konzentration. Die Fähigkeit zu denken und zu sehen wird geschärft. Intelligenz und Geschicklichkeit hängen mit der Nierenfunktion zusammen. Wird das Gehirn nicht genügend über das Rückenmark mit der »Essenz« versorgt, können Konzentrationsstörungen, Lernschwierigkeiten, Schwindelgefühle, ein schlechtes Erinnerungsvermögen und schlechtes Sehen die Folge sein.

Heilkräuter in der Traditionellen Chinesischen Medizin

Um das Nieren-Qi zu stärken, werden in der TCM eine Reihe von Heilkräutern verwendet.

Du Zhong *(Cortex eucommiae, Eucommia ulmoides,* Chinesische Guttapercha) wirkt nährend und stärkt das Nieren-Yang. Es kräftigt Knochen und Sehnen, bewegt das Qi und das Blut in den Meridianen. Es wird bei Tinnitus, Kraftlosigkeit, Schmerzen, Impotenz und Schwäche in den Lenden und Knien eingesetzt.

Heshouwu *(Polygoni multiflori,* Schwarzkopf) stärkt das Nieren-Yin und das Blut, nährt die Haare und wirkt befeuchtend bei Trockenheit. Es wird bei Tinnitus, Müdigkeit, Blutmangel, Nervenschwäche, fehlender Libido, Haarausfall und Schwindel verwendet und hat eine heilsame Wirkung bei chronischer Verstopfung.

Nuzhenzi *(Ligustri fructus,* Ligusterfrüchte) helfen bei einer Schwäche des Leber- und Nieren-Yin. Ligusterfrüchte werden eingesetzt bei Tinnitus, Schwerhörigkeit, Schwindelanfällen, Rückenschmerzen, Sehstörungen, früh ergrauendem Haar, lumbale Schmerzen, Schwäche von Hüfte und Knie.

Danggui *(Angelicae sinensis radix,* Chinesische Engelwurz-Wurzel) wirkt bewegend, ausleitend und abführend. Sie wird verwendet bei Menstruationsstörungen, stockender, verfrühter oder schmerzhafter Regel, bei Ausbleiben der Regel, Tinnitus, unscharfem, verschwommenem Sehen, Gelenk- und Muskelschmerzen, Stauungen und weiteren Symptomen.

Juhua *(Chrysanthemi flos,* Chrysanthemenblüten) wirkt ausleitend, kühlend, klärend, schützend, harmonisierend. Es wird eingesetzt bei Fieber, Kopfschmerzen, Benommenheit, geröteten, trockenen Augen, unscharfem Sehen, Schwindel, Taubheit, Schwerhörigkeit, Tinnitus und weiteren Symptomen.

Sang Ji Sheng *(Taxilli Herba, Loranthi Ramus,* Maulbeermistelkraut) ist Nieren-Yin aufbauend, die Knochen, Muskeln und Sehnen stärkend, besonders geeignet bei Schmerzen oder Schwäche in Muskel-, Lenden- oder Kniebereich. Zudem wirkungsvoll bei Blutungen während der Schwangerschaft, Unruhe des Embryos und zur Stützung der Gebärmutter.

Gou Qi Zi (Goji-Beere, chinesische Bocksdornfrüchte). In der TCM werden sowohl die Früchte als auch die Wurzelrinde bei mangelndem Nieren-Qi mit den Symptomen Tinnitus, Schwerhörigkeit, Schwindel, Kopfschmerzen und Schlaflosigkeit verwendet.

Shan zhu yu (*Fructus Corni*, Kornelkirsche). Die asiatische Kornelkirsche ist eine Wildfrucht mit sauer-herbem Geschmack. Sie wirkt stark adstringierend, wodurch das Qi in den Nieren gebunden bleibt. Verwendet wird sie bei Übelkeit, Tinnitus, häufigem Urinieren und weiteren Symptomen.

Grundrezept für einen chinesischen Heilkräutertee

Dr. med. Weihua und Carsten Dohnke von Tao Hamburg empfehlen folgende Zubereitung:

»Acht bis zehn Gramm Kräuter nach Wahl mit 0,5 bis 0,7 Liter kaltem Wasser etwa fünf bis zehn Minuten lang einweichen. Dann kurz aufkochen und dann die Herdplatte herunterschalten, sodass die Mischung nur noch leicht köchelt. Etwa 20 Minuten leicht köcheln lassen, wobei es gut ist, einen Deckel halb auf den Topf zu legen, sodass weniger vom Inhalt verdampft. Wenn die 20 Minuten verstrichen sind, gießen Sie den Sud ab. (Wenn Sie möchten, können Sie sofort einen Teil davon trinken. Meistens mischt man ihn aber mit dem Sud des zweiten Aufgusses, damit beide gleich stark sind.) Nun füllen Sie wieder frisches Wasser – wie zuvor 0,5 bis 0,7 Liter – in den Topf und wiederholen die ganze Prozedur – also erst die Kräuter kurz aufkochen und dann circa 20 Minuten leicht köcheln lassen und dann abgießen. Den zweiten Sud können Sie nun mit dem ersten zusammengießen.

Dieses Kräutergetränk (circa 0,8 bis ein Liter) in vier Portionen aufteilen und über zwei Tage verteilt einnehmen. Es empfiehlt sich, den abgekühlten Sud im Kühlschrank aufzubewahren. Vor dem Trinken zuerst wieder kurz erwärmen. Etwas Abstand zu den Mahlzeiten einhalten (optimal: ca. 40 Minuten vor dem Essen beziehungsweise morgens oder abends ein bis zwei Stunden nach dem Essen). Als Intensivkur oder Therapie: zehn Tage lang täglich zwei Becher trinken.«

TCM als ärztliche Heilkunst

Einen Heiltee zubereiten, Akupressurpunkte drücken oder ähnliches können Sie selbst versuchen. Mindestens bei größeren oder langwierigen Beschwerden ist es unerlässlich, einen erfahrenen TCM-Arzt oder -Heilpraktiker aufzusuchen. Eine genaue Diagnose und Behandlungsweise kann nur von einem Fachmann gestellt werden. In der Regel gehören zur Behandlung Akupunktur, Ernährungsanweisungen, spezielle Kräuterrezepturen und Tees, die der/die TCM-Kundige individuell für jeden Patienten zusammenstellt. Sie haben eine ähnliche Wirkung wie die Akupunktur, können aber auch sehr viel tiefgreifender wirken. Der Tinnitus wird also nicht direkt behandelt, sondern indirekt über den Bereich des Körpers, für den er als Symptom dient. Da der Grundgedanke der TCM ist, das seelische und körperliche Gleichgewicht wiederherzustellen, wirken die Mittel in der Regel langsam, um eine ganzheitliche, organische Veränderung herbeizuführen.

Die TCM hat auch ein bewährtes Konzept bei Schlafstörungen. Mehr darüber erfahren Sie im Abschnitt »Schlafstörungen aus Sicht der Traditionellen Chinesischen Medizin« (S. 181–183).

Akupunktur

Akupunktur kommt aus der Traditionellen Chinesischen Medizin. Das Wort setzt sich aus dem lateinischen Wort *acus,* die Nadel, und *punctio,* stechen, zusammen. Das Einstechen der Akupunkturnadeln geschieht auf den Bahnen der Meridiane, die entlang des Körpers verlaufen. Durch diese Kanäle fließt die Lebensenergie Qi. Jeder der zwölf Hauptmeridiane und die auf ihm liegenden Akupunkturpunkte sind mit einem Organ verbunden. Durch die Stimulierung der Nadeln werden Stagnationen aufgelöst, Ungleichgewichte ausbalanciert, und das Qi kommt wieder in Fluss. Um den Erfolg der Akupunktur auch bei der Behandlung von Tinnitus nachzuweisen, haben Akupunkturärzte im englischen York im Jahr 2005 eine kontrollierte Doppelblind-Studie unternommen. Die Auswahl der Akupunkturpunkte wurde dabei an die Krankengeschichte der Studienteilnehmer angepasst. Nach einer Befragung und Untersuchung nach den Leitlinien der TCM, zu der auch die Zungen- und Pulsdiagnostik gehörten, fanden an fünf aufeinanderfolgenden Tagen zwei Akupunktursitzungen mit jeweils 20 Minuten Länge statt. Die Studienteilnehmer führten ein Tagebuch, in dem sie die vier wichtigsten Symptome ihrer Ohrgeräusche aufzeichneten: Lautstärke, Tonhöhe, die Qualität des Schlafes und wie lange sie aufgrund des Tinnitus wach lagen.

Die Untersuchungen ergaben bei allen sechs Teilnehmern eine Störung im Fluss des Leber-Qi und eine Nierenschwäche. Deshalb wählten die Ärzte die Leber- und Nierenpunkte auf beiden Seiten des Körpers. Zusätzlich wurden spezielle Punkte auf dem Ohr akupunktiert sowie weitere Punkte, die sonstigen individuellen Symptomen entsprachen. Das Ergebnis war beeindruckend: Die durchschnittliche Lautstärke und Tonhöhe des Tinnitus gingen deutlich zurück. Bei der Schlafqualität und der Anzahl der Stunden, in denen die Teilnehmer wach lagen, zeigten sich eindeutige Verbesserungen.

Auch die Rolle der subjektiven Wahrnehmung des Tinnitus konnte beobachtet werden. Am Ende der zweiten Woche berichteten fünf der sechs Teilnehmer, dass sich ihre Situation verschlechtert hatte. Im Verlauf der dritten Woche stellte sich dann nach und nach eine deutliche und anhaltende Verbesserung ein. Diese Anfangsverschlechterung war mit einer größeren Aufmerksamkeit für die Tinnitus-Symptome verbunden, ausgelöst durch das Tagebuch. In der Zusammenfassung plädieren die Ärzte für weitere, noch genauere Untersuchungen mit mehr Teilnehmern.

Die Originalstudie finden Sie im Internet unter: http://www.acupuncturist.nl.

Moxibustion

Bei der Moxibustion werden die Meridianpunkte erwärmt. Der Ausdruck leitet sich von der Kombination des japanischen Wortes *mogu-sa* beziehungsweise *mogsa* mit dem lateinischen *combustio* ab. *Mogsa* bezeichnet den japanischen Beifuß, ein Heilkraut in getrockneter Form. *Combustio* bedeutet Verbrennen. Übersetzt werden kann Moxibustion folgendermaßen: »Entzünde eine Moxastange« oder »brennendes Heilkraut«.

Die Methode, unterschiedliche erhitzte Kräuter auf schmerzende Stellen zu legen, wurde bereits in der Steinzeit angewendet und ist damit älter als die Akupunktur. Auf Leber- oder Nierenpunkte aufgelegt kann die Moxibustion eine günstige Wirkung auf die Ohrgeräusche haben. Nach Vorstellung der chinesischen Medizin hat die Moxibustion eine erwärmende, yangstärkende und feuchtigkeitsvertreibende Wirkung. Die westliche Medizin erklärt die gleichen Effekte mit einer stärkeren Durchblutung und Anregung des Stoffwechsels durch Wärme. Die Bilder und Analogien der chinesischen Medizin regen unser Vorstellungsvermögen an und rufen Emotionen hervor, während die westliche Medizin analytisch vorgeht und körperliche Prozesse auf der Basis der heute möglichen Untersuchungsmethoden erklärt. Zusammen sind die beiden Formen der Medizin wie Yin und Yang, doch die TCM und andere alte Heilformen wie der Ayurveda zeigen, dass die Grundsätze der Heilung schon immer bekannt waren.

Tibetische Medizin

> *»Die tibetische Arznei, sofern sie korrekt ausgesucht und die Störung richtig erkannt wurde, beseitigt nicht nur die Symptome einer Krankheit, sondern heilt auch gleichzeitig die Ursachen.«*
> *Gabriele Feyerer*

Die Tibetische Medizin blickt auf eine lange Tradition von mehr als 2000 Jahren zurück. Sie entwickelte sich aus den schamanischen Praktiken der 2000 Jahre alten Bön-Religion. Im 7. Jahrhundert n. Chr., als König Songtsen den Buddhismus und die tibetische Schrift einführte, wurde die Tibetische Medizin in hohem Maße vom buddhistischen Glauben beeinflusst und nahm Diagnose- und Therapieelemente der Traditionellen Chinesischen Medizin (TCM) und des indischen Ayurveda auf. Aus dem Buddhismus stammt die Betonung auf einem gelassenen, friedlichen Geist, der als unabdingbare Voraussetzung für Gesundheit gesehen wird. Nur ein Geist voller Güte, so die Tibetische Medizin, ist friedvoll, und je mehr Güte in ihm ist, desto friedvoller ist er.

Charakteristisch für die Tibetische Medizin ist ihr ganzheitlicher Ansatz. Der menschliche Geist wird als die Grundlage von allem, was existiert und geschieht, betrachtet, also auch von Gesundheit und Krankheit. Die starke Prägung durch den Buddhismus zeigt sich auch in der von Buddha vertretenen Überzeugung, dass das menschliche Leben von Leid geprägt ist. Die Wurzeln des Leides und der Krankheit liegen in den drei Geistesgiften Gier, Hass und Verblendung, die sich vor allem in den negativen Eigenschaften der Unwissenheit und des falschen Denkens zeigen. Weitere Krankheitsursachen sind falsche Ernährung, unethisches Handeln und belastende Umstände in der Umwelt.

Der gesunde Mensch ist seelisch, geistig und körperlich im Gleichgewicht. Krankheiten werden als Ungleichgewicht zwischen den fünf Elementen (Erde, Wasser, Feuer, Wind und Raum) und drei Körpersäften (Schleim, Galle und Wind) betrachtet. Der Raum ist das grundlegende Element, weil alle anderen Elemente nur existieren können, wenn es einen Raum gibt. Das Element, das sich als erstes mit dem Raum verbindet, ist der Wind, der ein Symbol für den sich im Raum bewegenden Geist ist. Er steht für alle sich bewegenden

Phänomene. Im Körperlichen ist das zum Beispiel der Blutfluss, den der tibetische Arzt durch die Pulsdiagnose erkennen und einschätzen kann. Ein erfahrener Heilkundiger kann bis zu 48 Pulsarten unterscheiden und seine Diagnose daraus stellen.

Die Elemente und Körpersäfte beeinflussen den Menschen in seiner körperlichen, emotionalen, geistigen und spirituellen Existenz. Beim gesunden Menschen sind sie individuell verteilt, wodurch seine körperliche und seelisch-geistige Konstitution bestimmt wird, und sie sind im Gleichgewicht. Ähnlich wie im Ayurveda, der die drei Konstitutionstypen Vata, Pitta und Kapha kennt, die in unterschiedlichen Mischungen den Typus eines Menschen bestimmen, fußt auch die Tibetische Medizin auf einer Typenlehre. Sie besteht aus dem Schleim-Typ, der mit den Elementen Wasser und Erde verbunden ist, sein Schwerpunkt liegt auf den Körperflüssigkeiten, typisch sind Atemwegserkrankungen; dem Galle-Typ, der dem Feuer zugeordnet ist und bei dem es um die Verdauungs- und Stoffwechselvorgänge sowie um den Willen geht; und dem Wind-Typ, der dem Windelement zugeordnet ist, das Körper und Geist miteinander verbindet. Der Wind-Typ ist mit dem Nerven-, Hormon- und Immunsystem verbunden.

Für die Diagnose wird zunächst der Konstitutionstyp bestimmt. Der Organismus soll mit einer Veränderung auf allen Ebenen von der Ernährung bis hin zur Lebensführung sanft umgestimmt werden. Behandelt wird mit Heilkräutermischungen, Wurzeln, Edelsteintherapie, Massagen und Anweisungen zur Ernährung und Lebensweise. Die Therapie unterteilt sich in ausleitende und besänftigende Methoden und Verschreibungen. Während durch Besänftigung das Gleichgewicht der Körpersäfte wiederhergestellt wird, sorgen ausleitende Heilmittel dafür, dass schädliche oder überflüssige Körpersäfte den Körper verlassen. Die innere Therapie kann durch äußere Anwendungen wie die Moxibustion, Akupunktur oder Schröpfen ergänzt werden.

Inzwischen hat die westliche Medizin die rund 2300 tibetischen Kräutermischungen entdeckt. Viele von ihnen werden in Forschungsprojekten untersucht. Tibetische Rezepturen sind jedoch anders zusammengesetzt, als das üblicherweise bei westlichen Mitteln geschieht, die häufig auf einem einzelnen Wirkstoff beruhen. Tibetische Heiler gehen davon aus, dass jede Pflanze und jede Medizin auch schädlich sein kann. Aus dieser Sicht wirkt das, was an einer Stelle nützt, mit großer Wahrscheinlichkeit an einer anderen ungünstig oder sogar schädlich – eine Erfahrung, die auch mit westlichen Arzneien gemacht wird. Deshalb sind tibetische Arzneimittel nur zu etwa 80 Prozent auf die Heilung einer Krankheit ausgerichtet. Die restlichen Stoffe sollen schädliche Wirkungen neutralisieren. Diese Kombination sensibel ausgewählter Inhaltsstoffe ist das Besondere an den tibetischen Arzneien und ihrer oft erstaunlichen Wirkung.

Padma 28 – ein Heilmittel besonderer Art

Padma 28 ist eine Rezeptur aus der Reihe der Padma-Produkte, die bereits besonderes Aufsehen erregte. Im Sanskrit bedeutet *Padma* Lotusblüte, die das Sinnbild für Reinheit und Schönheit ist. Der Name wurde von dem Schweizer Pharmahersteller Karl Lutz gewählt, der zusammen mit dem polnischen Chirurgen Peter Badmajew eine Indikationsliste für alle bekannten Rezepturen erarbeitete und einige herstellen ließ.

Die Kräutermischung zeigte überraschende Erfolge bei Durchblutungsstörungen wie dem sogenannten Raucherbein, das durch arteriellen Verschluss entsteht, und bei Arterienverkalkung (Arteriosklerose), von der man inzwischen weiß, dass sie nicht, wie früher angenommen, auf einer Fettablagerung und Verkalkung der Gefäße beruht, sondern auf einer chronischen Entzündung in den Gefäßwänden. Erhöhtes Cholesterin kann deshalb nicht der Hauptauslöser für Arteriosklerose sein.

Durchblutungsstörungen können im gesamten Körper auftreten, auch in den Arterien der inneren Organe wie Herz und Niere, in den Herzkranzgefäßen, in der Gebärmutter, in den Eierstöcken, in der Prostata, im Gehirn, wo sie Gedächtnisschwund hervorrufen, und so weiter.

Die Anwendung von Padma 28, das inzwischen nicht mehr als Kräutertablette, sondern in Kapselform hergestellt wird, ist breit gefächert. Padma 28 stimuliert das Immunsystem und hilft gegen Infektanfälligkeit, dämpft überschießende Immunreaktionen, die das Kennzeichen von Autoimmunkrankheiten sind, lindert oder heilt Entzündungen (auch Zahnfleischentzündungen) sowie zahlreiche andere Erkrankungen. Außerdem enthält die Kräutermischung zahlreiche antioxidative Substanzen und ist daher wirksam gegen Stress und Alterungsprozesse. In ihrem Buch *Padma 28. Tibetische Naturmedizin für Körper und Geist* berichtet Gabriele Feyerer, die selbst von Tinnitus betroffen ist, auch von guten Erfolgen bei Tinnitus. Dort finden Sie auch eine Auflistung zahlreicher wissenschaftlicher Studien und Analysen zur Wirkung tibetischer Vielstoffgemische.

Padma 28 ist rezeptfrei erhältlich. Da es sich um ein Arzneimittel handelt, ist es sicher sinnvoll, die Indikation und Einnahme mit einem Arzt oder Heilpraktiker abzuklären, der sich mit tibetischen Rezepturen auskennt.

Ayurveda

Die beiden Sanskritworte, aus denen sich der Ausdruck »Ayurveda« zusammensetzt, bedeuten »Leben« *(ayus)* und »Wissen« *(veda):* Es ist also die »Wissenschaft vom Leben« oder »Lebensweisheit«. Ayurveda hat eine lange Tradition, die den Menschen aus ganzheitlicher Sicht betrachtet. Der ayurvedische Arzt *(Vaidya)* war Internist, Chirurg, Psychologe und Philosoph in einer Person, so wie es die westlichen Ärzte auch einmal waren. Man nimmt an, dass die Lehre des Ayurveda ihren Ursprung in der vedischen Kulturepoche Indiens etwa 2000 Jahre v. Chr. hat. Die ersten medizinischen Beschreibungen des Ayurveda sind in den indischen Veden zu finden. Ayurveda ist somit die älteste Heiltradition der Geschichte. Auch Hippokrates, der Begründer der westlichen Medizin, und die Traditionelle Chinesische Medizin (TCM) stützen sich auf die indischen Erkenntnisse. Somit zählt Ayurveda zu den Grundlagen der heute am weitesten verbreiteten medizinischen Traditionen.

Das Menschenbild im Ayurveda

So wie jede medizinische Wissenschaft verfügt auch das Ayurveda über ein eigenes Menschenbild. Zentrum der Lehre sind die drei Doshas. Diese Lebensenergien sind Grundlage aller Prozesse im Menschen und heißen Vata, Pitta und Kapha. Im Gegensatz zur westlichen Medizin prägen diese Eigenschaften nicht nur unseren Körper, sondern auch unseren Geist und somit unsere Handlungen. Da jede Dosha bestimmte Aufgaben übernimmt, ist sie auch dafür verantwortlich, wenn bestimmte Krankheiten oder Ungleichgewichte bei einem Menschen auftreten. Jeder Mensch kann nur einem Konstitutionstyp entsprechen oder von einer Mischung aus zwei oder allen drei Doshas geprägt sein. Welchem Typ man entspricht, kann durch einen Selbsttest oder von einem Arzt anhand des Erscheinungsbildes und der am häufigsten auftretenden Krankheiten ermittelt werden.

Vata ist die Dosha, die alle Bewegungsabläufe in uns bestimmt. Sie steht für Leichtigkeit von der gedanklichen Flexibilität bis hin zum Stofftransport in der Zelle und der Verdauung im Magen-Darm-Trakt. Alles, was aktiv ist, gehört zu Vata. Pitta ist die Dosha der Körperwärme und des Stoffwechsels und verantwortlich für die Verdauung, die Geschmeidigkeit der Haut, die Sehkraft und sexuelle Lust. Kapha sorgt für Festigkeit im System. Dank ihrer schweren und stabilen Qualität verschafft sie uns gute Abwehrkräfte und Ausdauer.

Tinnitus aus der Sicht des Ayurveda

Je nach Frequenzhöhe unterscheidet die Lehre des Ayurveda ein niederfrequentes Rauschen (Karnanada) und ein hochfrequentes Pfeifen (Karnaksveda). Tinnitus ist mit Vata verbunden, das dem Ohr und Gehörsinn zugeordnet ist. Dieser Zusammenhang ist besonders interessant, da Vata die Dosha der Nervosität und Ängstlichkeit ist.

Das niederfrequente Rauschen des Karnanada kann als Folge einer Vatastörung auftreten.

Karnaksveda gilt als eine Störung des Vata in Kombination mit einer Pitta- und Kaphastörung. Für die Diagnose und Behandlung ist nicht nur das Symptom Tinnitus wichtig, sondern auch die Konstitution des Patienten und das Ungleichgewicht, das bei den Doshas zu erkennen ist.

Je nach Konstitution und Erkrankung wird zunächst eine Reinigung und Ausleitung nach dem Panchakarma-Verfahren durchgeführt, die das Gleichgewicht der Doshas verbessern soll. Es folgen eine Stimulation des Stoffwechsels und spezielle Maßnahmen zur Tinnitus-Behandlung wie Inhalationen, Anwendungen am Ohr mit auf die Konstitution und Symptomatik angepassten Ölen, ayurvedische Kopfmassagen und Ölstirngüsse. Hinzu kommen Empfehlungen zur Ernährung und Lebensführung, Entspannungsübungen und Pflanzenpräparate.

Eine wirksame und sanfte ayurvedische Tinnitus-Therapie ist das Karnapuranam, das einmal täglich durchgeführt wird. Zunächst werden Kopf und Ohren massiert, um die Durchblutung zu fördern und

Kopf und Ohren zu erwärmen. Anschließend wird ein Heilkräuteröl in beide Ohren eingefüllt und verbleibt dort fünf bis sieben Minuten. Die Anwendung wirkt beruhigend und wird mit einer längeren Ruhephase abgeschlossen.

Ähnlich wie in der TCM wird im Ayurveda nicht der Tinnitus als solcher behandelt, sondern der ganze Mensch. Obwohl Tinnitus sowohl in der TCM als auch im Ayurveda als schwer zu behandelndes Symptom gilt, können beide Methoden eine Reihe von Erfolgen oft schon nach kurzer Zeit aufweisen.

Homöopathie

Die Homöopathie ist ein umfangreiches, komplexes medizinisches System, das mit einer großen Zahl an Mitteln und deren unterschiedlichen Potenzen (Verdünnungen) arbeitet. Ein besonderer Wert der Homöopathie liegt in den Konstitutionsmitteln. Der Homoöpathiekundige sucht das für einen Menschen passende Mittel nach einer eingehenden Anamnese aus, bei der sein körperliches Erscheinungsbild, seine Charaktermerkmale, Eigenarten und seine Lebens- und Symptomgeschichte aufgenommen werden. Das entsprechende Mittel soll dem Heilungssuchenden so ähnlich wie irgend möglich sein gemäß dem homöopathischen Grundsatz »Ähnliches heilt Ähnliches« (lat. *similia similibus curentur).* Das Konstitutionsmittel bietet eine grundlegende Behandlung und ist nicht auf ein einzelnes Symptom oder eine spezifische Erkrankung ausgelegt. Im Normalfall passt es während des ganzen Lebens. Es aktiviert die Heilungskräfte des Körpers und kann in seelische Prozesse eingreifen und sie ordnen.

Verschiedene homöopathische Mittel werden bei körperlichen Symptomen, die mit Tinnitus verbunden sind, gegeben. Mithilfe des Konstitutionsmittels ist es jedoch auch möglich, an seelischen Hintergründen, die mit den Ohrgeräuschen in Verbindung stehen, zu arbeiten. Dafür kommen darüber hinaus auch andere, auf die seelische Thematik zugeschnittene Mittel in Frage. Eine solche Behandlung gehört in die Hände eines in der Homöopathie erfahrenen Arztes oder Heilpraktikers. Ein »Schnell-mal-in-einem-Buch-nachschlagen« und Eigenexperimente sind riskant und abzulehnen. Homöopathie ist eine umfangreiche Kunst, die viel Engagement und Erfahrung verlangt, wenn man sie gut beherrschen können möchte.

Einige Mittel, die Dr. Jörg Grünwald und Christof Jännicke für den Akutfall empfehlen, sollen hier genannt werden :

- *Chininium sulfuricum:* bei Tinnitus, der mit Schwindel, zuckenden Augenlidern und pulsierenden Kopfschmerzen verbunden ist
- *Cocculus indicus:* wenn sich der Tinnitus anhört wie Wasserrauschen und bei Schwerhörigkeit
- *Salicylicum acidum:* wenn es in den Ohren braust und klingelt und bei Schwerhörigkeit und Schwindel
- *Argentum nitricum:* bei Ohrensausen, das mit Schwindel verbunden ist, und bei Ohrenklingen mit Schwerhörigkeit
- *Arnica montana:* bei Tinnitus infolge einer Verletzung wie zum Beispiel ein Knalltrauma

Dennoch: Ein Akutfall sollte in jedem Fall ärztlich untersucht werden. Die homöopathischen Mittel können begleitend angewendet werden.

Homöopathische Urtinkturen

Urtinkturen sind pflanzliche Arzneien in konzentrierter, flüssiger Zubereitung. Sie werden unverdünnt, verdünnt oder vermischt angewendet. Schon in der Zeit vor Christus wurden Tinkturen hergestellt.

Aristoteles soll sie als einer der Ersten aus Heilpflanzen gewonnen haben. Auch Paracelsus behandelte Krankheiten mit Tinkturen.

Bei Tinnitus empfiehlt der Heilpraktiker und Gesundheitspädagoge René Gräber einen Versuch mit der folgenden Mischung:

- 50 ml Ginkgo
- je 20 ml Mistel und Schafgarbe
- 10 ml Immergrün

Diese Mischung können Sie sich in der Apotheke mixen lassen. Um neun und um 16 Uhr nehmen Sie zusätzlich 15 Tropfen Silberkerzen-Tinktur.

Cranio-Sacral-Therapie

> *»CranioSacrale Therapie ist eine der stärksten gesundheitsfördernden Therapien, die es gibt.«*
> *Dr. John Upledger*

Die Cranio-Sacral-Therapie stimuliert auf sanfte, tiefgreifende Weise die Selbstheilungskräfte des Körpers. Behutsame Berührungen des Therapeuten lösen Blockaden, wirken ausgleichend auf das Zentralnervensystem und sollen den pulsierenden Rhythmus des Cranio-Sacral-Systems harmonisieren. Die Therapie bewirkt eine Tiefenentspannung, die bei vielen Menschen neben den Körperwahrnehmungen auch besondere Gefühle und Bilder auslöst.

Der Name leitet sich von den Körperregionen ab, die vorwiegend behandelt werden: dem Schädel *(cranium)*, dem Rumpf und dem Kreuzbein *(sacrum)*. Grundlage der Therapie ist, dass Gehirn und Rückenmark in einem flüssigen Medium »schwimmen«, dem Liquor, der beides vor Druck und Verletzungen schützt, das Gewebe mit Nährstoffen versorgt und Abfallstoffe entsorgt. Ebenso wie die Atmung, der Herzschlag und die Lymphe hat auch diese Flüssigkeit ihren eigenen Rhythmus, mit dem sie entlang der Wirbelsäule bis hinauf in den Schädel pulsiert, den sogenannten Cranio-Sacral-Rhythmus.

Zu Beginn der Behandlung wird meist das Bindegewebe mit sanften Griffen gelockert. Dann erspürt der Therapeut den an- und abschwellenden Rhythmus des Cranio-Sacral-Systems, stellt sich darauf ein und beginnt die Behandlung. Die Berührungen werden wie eine sehr sanfte Massage empfunden, gehen in ihrer Wirkung jedoch weit darüber hinaus. Durch die tiefe Entspannung lockert sich die Muskulatur von selbst, sodass nur ein kleiner Druck nötig ist, um Veränderungen zu erreichen. Fehlstellungen der Wirbelsäule, des Beckens oder der Kiefergelenke können behutsam korrigiert werden. Kleine Bewegungen und ein milder Druck bewegen die Membranen des Zentralnervensystems und die knöchernen Teile des cranio-sacralen Systems und helfen, einen möglichst freien Fluss des Liquor herzustellen, wodurch lebenswichtige Körperfunktionen unterstützt werden. Die Behandlung intensiviert die Selbstregulationsprozesse, stimuliert das Immunsystem und wirkt stärkend auf das autonome und zentrale Nervensystem und den Bewegungsapparat. Der Körper wird durch die Anwendung von außen nach innen entspannt und Blockaden werden in der Folge von innen nach außen aufgelöst.

In seinem Vorwort zu Daniel Agustonis Buch *Cranio-Sacral-Rhythmus* schreibt Dr. Ruediger Dahlke: »Dass ›alles Leben Rhythmus‹ ist, hat schon Rudolf Steiner verkündet. Das ›alles Leben Tanz‹ ist, erklärte der ehemalige Harvard-Psychologe Richard Alpert und spätere Lehrer Ram Dass. Heute sagen uns sogar die Quantenphysiker, dass alles in diesem Universum Schwingung ist, vom Innersten des Atoms bis zum Äußersten des Universums. Insofern braucht es eigentlich nicht zu verwundern, dass auch das Nervensystem in einem eigenen Rhythmus, eben dem Cranio-Sacral-Rhythmus schwingt. Alles spricht dafür, dass dieser Rhythmus sogar der grundlegende von allen ist; jedenfalls taucht er zuerst auf, ist bereits im Fötus vorhanden und bleibt beim Verlassen des Körpers, im Sterbeprozess, am längsten erhalten. So scheint es durchaus nicht übertrieben, hier mit dem gleichen Recht wie beim Herzrhythmus vom Puls des Lebens zu sprechen.«

Die Cranio-Sacral-Therapie geht auf den Ostheopathen William Garner Sutherland zurück. Er entdeckte, dass der Schädel nicht unbeweglich ist, sondern rhythmische Bewegungen ausführt, die sich bis zum Kreuzbein fortsetzen, und entwickelte daraus die Craniale Osteopathie. Sutherland ging als Erster davon aus, dass zwischen der Beweglichkeit des Schädels und den Körperfunktionen, Organen und Gefühlen ein Zusammenhang besteht. Rund 40 Jahre später entdeckte der Chirurg und Osteopath John E. Upledger während einer Wirbelsäulenoperation, dass die Rückenmarkshäute rhythmische Bewegungen durchführten. Seine weiteren Forschungen ergaben, dass Blockaden des Cranio-Sacral-Rhythmus hinter Symptomen wie Rückenproblemen, Haltungsschäden, Migräne, Kopfschmerzen, Schwindel und Ohrgeräuschen stehen können. Dr. Upledger prägte den Namen »Cranio-Sacrale Therapie«, eine Form, die von der Osteopathie losgelöst ist. Neben zahlreichen anderen Anwendungsbereichen ist die Cranio-Sacral-Therapie auch hilfreich bei Tinnitus. Sie kann als für sich stehende Behandlung angewendet oder mit anderen Methoden kombiniert werden.

Selbstregulationstherapie (SRT)

Eine von geschulten Therapeuten angebotene Therapieform ist die Selbstregulationstherapie. Ihr Ziel ist, emotionale und/oder körperliche Symptome, die als unangenehm oder schmerzvoll empfunden werden, zu lindern. Dazu gehören auch die Folgen traumatischer Erlebnisse. Durch eine Desensibilisierung, bei der es darum geht, immer weniger auf bestimmte auslösende Reize anzusprechen, soll die nervliche Überaktivität beruhigt werden.

Die Selbstregulationstherapie wurde von den Psychologen Dr. Lynn Zettl und Dr. Edward Josephs entwickelt und von der Arbeit von Traumaspezialisten wie Peter Levine beeinflusst.

Der Grundgedanke besteht darin, dass Menschen dazu neigen, ihre Reaktionen auf Erfahrungen, die wütend oder aufgeregt machen, Angst einflößen oder die traumatisch sind, zurückzuhalten. Tränen, Zittern oder andere Stresssymptome werden unterdrückt. Die Energie dieser Reaktionen wird im Nervensystem gespeichert und kann Unruhe, Ängste, Depression, Erschöpfung, Schmerzen und andere Symptome auslösen.

Die Therapie besteht, kurz zusammengefasst, darin, dass der betroffene Mensch an die belastende oder Angst auslösende Situation denkt und gleichzeitig darauf achtet, was in seinem Körper vorgeht. Wenn eine körperliche Empfindung wahrgenommen wird, wie eine Enge in der Brust, wird dieses Gefühl genauer definiert: Wie eng fühlt sich die Brust an? Dann beginnt der Prozess des Sich-Erdens, bei dem man zum Beispiel in die Füße auf dem Boden hineinspüren kann oder in den Rücken an der Stuhllehne oder in das Gesäß auf dem Stuhl. Auch das Achten auf den Atemfluss ist hilfreich. Nach einer Weile stellt sich eine Beruhigung ein. Nun kann man wieder mit mehr Ruhe an die Situation denken. Die Aufmerksamkeit wechselt mehrmals zwischen der Situation und dem Erden hin und her.

Tritt im Alltag eine ähnliche Situation auf beziehungsweise eine, die die Erinnerung an das Ereignis aktiviert, wird dieses Hineinspüren in die Füße oder wo auch immer man geübt hat, und das Achten auf den Atem wiederholt. Für den Erfolg braucht es die Bereitschaft, sich Zeit zum Üben zu nehmen. Dabei ist eine Kombination aus Atemtechniken, Selbstregulation und Entspannungsübungen sinnvoll.

Tinnitus und Hyperakusis sind belastende Ereignisse, die oft sogar einen Schock auslösen, wenn sie zum ersten Mal auftreten. Darüber hinaus können sie mit traumatischen Erfahrungen verbunden sein wie einer Kopfverletzung, einem Lärmtrauma und so weiter.

Ein Buch, das die Selbstregulationstherapie und weitere Techniken anhand von Schüchternheit und sozialen Ängsten vorstellt, ist *Schüchtern – und erfolgreich. Wie Sie selbstbewusst mit Schüchternheit und Ängsten umgehen* von Erika Bukkfalvi Hilliard.

Musik, Klänge und Geräusche als Therapie

Dass Musik unsere Gefühle beeinflusst, können wir täglich erleben. Sie kann uns zu Tränen rühren, weckt Erinnerungen, löst Sehnsucht und Melancholie aus oder bringt uns innerlich so richtig auf Trab. Doch sie kann noch mehr: Musik hören oder selbst musizieren verändert das Gehirn. Um die musikalischen Höreindrücke zu verarbeiten benötigt das Gehirn rund 100 Millionen Nervenzellen, die nach und nach ein neues Netzwerk im Gehirn bilden. Durch diese Neuverknüpfungen wachsen die für das Hören zuständigen Gehirnregionen, und die Speicherkapazität nimmt zu. Je stärker das Gehirn vernetzt ist, desto schneller und umfangreicher sind seine kognitiven Leistungen, also die Funktionen, die mit Wahrnehmung, Lernen, Erinnern und Denken in Verbindung stehen. Informationen werden schneller verarbeitet, und Erkenntnisse treten schneller ein.

Wie Neurowissenschaftler festgestellt haben, reichen schon 20 Minuten für eine Veränderung. Versuche mit Klavieranfängern haben gezeigt, dass bereits nach dieser kurzen Zeit neue Nervenverbindungen entstanden sind. Die für das Hören, die Sinneswahrnehmung und Bewegung zuständigen Großhirnbereiche verknüpfen sich stärker. Nach fünf Wochen werden Regionen im Großhirn aktiv, die für die Fingerfertigkeit und Steuerung der Hand zuständig sind.

Spannend ist, dass sich das Gehirn bei Top-Musikern sogar auf bestimmte Instrumente spezialisiert. Wie Computerbilder zeigen, reagieren bestimmte Nervenzellen bei Geigern stärker auf Geigenmusik als auf Klavier, bei Pianisten auf Klaviermusik und bei Trompetern stärker auf Trompetenklänge. Dadurch üben sie nicht nur, wenn sie selbst musizieren, sondern auch beim Zuhören und Beobachten anderer Musiker. Erklären lässt sich das unter anderem daraus, dass sich bei jedem Menschen und jedem Tier eine individuelle »Landkarte« auf der Hörrinde herausbildet, die sich an das Gelernte anpasst und einem wichtigen Ton mehr Raum gibt.

Heute weiß man, dass alle Tätigkeiten, die alle Sinne und die Emotionen ansprechen, die Vernetzung der Nervenzellen im Gehirn fördern. Vor allem beim Selbst-Musizieren werden alle Sinne angesprochen. Die höhere Gedächtnis- und Verarbeitungsleistung gilt allerdings nach aktuellen Erkenntnissen nur für komplex aufgebaute Musik wie klassische Musik oder anspruchsvolle moderne Musik. Dabei spricht nicht nur eine bestimmte Region auf die unterschiedlichen Komponenten von Musik und Klängen an, sondern eine Anzahl von Gehirnarealen. Je nach Bedeutung der Klänge für den Einzelnen verändert sich das Gehirn, nicht nur beim Menschen, auch bei Tieren. Die Neuvernetzung ist in jedem Alter möglich, denn das Gehirn besitzt lebenslang eine hohe Wandlungsfähigkeit. Der Fachausdruck, den Sie vielleicht schon gelesen haben, ist Plastizität.

Bei Tinnitus wird diese positive und erneuernde Wirkung in Form von Musik- und Klangtherapien eingesetzt. Beide Therapieformen gehören zu den Hörtherapien, bei denen außer mit Musikstücken auch mit Klängen, Geräuschen und Worten gearbeitet wird. Der Unterschied bei den musiktherapeutischen Methoden liegt in der Herangehensweise. In der aktiven Musiktherapie wird improvisiert. Sie experimentieren selbst mit Musik und Klängen. In der passiven oder rezeptiven nehmen Sie Musik einfach auf, das heißt, Sie hören nur zu, oder im Hintergrund laufen Musik oder Geräusche, die Sie nach kurzer Zeit nicht mehr bewusst wahrnehmen. Die neueren Forschungen befassen sich hauptsächlich mit der rezeptiven Form.

Eine Variante der Musiktherapie ist, das Gehör so zu trainieren, dass es die unerwünschten Töne ausblendet, wie die Tinnitus-Retraining-Therapie. Eine andere ist, die Frequenzen in der Musik, die dem Tinnitus entsprechen, vorab herauszufiltern, um die überreizten Hirnareale zu beruhigen – sozusagen eine maßgeschneiderte Tinnitus-Musik für jeden einzelnen. Bei Klangtherapien wird der Gegenton zum Tinnitus-Ton erzeugt, der diesen neutralisieren soll. Die Ohrgeräusche können auch mit Musik, Tönen und Klängen umgeben werden, wie es bei den Tinnitus-Maskierern und -Noisern der Fall ist, und sind dann weniger präsent.

Eine besonders intensive Wirkung entfaltet die Musik Mozarts. Den Grund dafür fanden Neurobiologen, als sie unterschiedliche Musik von Computern auf Muster durchsuchen ließen. Bei Mozart fanden sich in hohem Maße Muster, die sich in Abständen wiederholen und einem Grundmuster des Gehirns entsprechen. Auch Bach-Musik ist ähnlich aufgebaut.

Positive Wirkungen wurden auch bei der Musik von Händel, Vivaldi und Corelli gefunden. Vor allem Streichmusik steigert die geistige Leistungsfähigkeit und wirkt gleichzeitig entspannend. Grundsätzlich hat jede Musik, die wir als angenehm einstufen und die nicht aufputschend wirkt, eine günstige Wirkung, nicht nur auf unsere Gefühle, sondern auch auf unser Gehirn.

Bewusster Umgang mit Musik

Eine CD einlegen, das Radio einschalten – viele Menschen mit Tinnitus versuchen, die Geräusche durch eine oft wahllose Dauerbeschallung zu übertönen. Wenn den ganzen Tag mehr oder weniger laute Musik läuft, kann Ihr Gehör nicht entspannen. Die dauernden Reize aktivieren letztlich die für den Tinnitus entscheidenden Gehirnareale noch mehr. Suchen Sie sich die Zeiten und Musikstücke, die Sie hören, so aus, dass sie einer klaren Absicht entsprechen – Entspannung, Ablenkung, bestimmte Gefühle, die Sie verstärken wollen. Musik ist immer Therapie, denn sie macht etwas mit uns. Je öfter Sie ein Musikstück oder einen Ton wiederholen, desto mehr prägt er sich in der Hörrinde ein und erzeugt Vernetzungen in einer bestimmten Richtung. Eine bestimmte Musik kann zu einem »Ohrwurm« werden, wenn sie uns nicht mehr aus dem Kopf geht – und auch Tinnitus ist letztlich nichts anderes.

Achten Sie auch darauf, wann Sie sich welcher äußeren Geräuschkulisse aussetzen. Damit ist nicht gemeint, dass Sie sich in »Watte packen«. Im Alltag müssen und sollen Sie mit einem gewissen Maß an Höreindrücken und Lärm zurechtkommen. Entwickeln Sie ein Gespür für das richtige Maß, und halten Sie sich so weit wie möglich daran.

In den folgenden Kapiteln werden eine Reihe musiktherapeutischer Methoden und Anbieter vorgestellt. Die Auswahl erhebt keinen Anspruch auf Vollständigkeit.

Musiktherapie nach Prof. Dr. Tomatis

Besser hören und kommunizieren, Konzentrationsschwierigkeiten beheben, bestimmte Formen der Schwerhörigkeit und das Gleichgewicht verbessern, Erschöpfungszustände abbauen, Schlafstörungen lindern – die von dem Hals-Nasen-Ohrenarzt entwickelte, vielseitig einsetzbare Methode besteht seit vielen Jahrzehnten. Auch bei Verhaltensauffälligkeiten, deren Ursache nach Professor Tomatis oft Hör- beziehungsweise Wahrnehmungsstörungen sind, und bei Tinnitus soll es Linderungs- oder Heilerfolge geben.

Der 2001 verstorbene Professor gab dem Gehör eine zentrale Bedeutung für unsere psychische und körperliche Entwicklung. Er betrachtete das Ohr als unser wichtigstes Wahrnehmungsorgan, das uns die Welt erschließt. Es sorgt für unseren Gleichgewichtssinn, verhilft uns zu Orientierung im Raum und ist ausschlaggebend für die Entwicklung unserer Sprache und der Möglichkeiten, uns über die Stimme auszudrücken.

Schon früh beobachtete Professor Tomatis, dass die Qualität des Hörens nicht nur durch äußere Überlastung beeinträchtigt werden kann, sondern sich auch die Art, in der ein Mensch seine Wahrnehmungen verarbeitet, darauf auswirkt. Er entwickelte die Audio-Psycho-Phonologie (APP), eine Klangtherapie, mit deren Hilfe Hör-, Sprech- und Stimmstörungen behandelt werden konnten. Sie wird auch Tomatis®-Hörkur oder Tomatis®-Methode genannt.

Behandelt wird mit speziell hergestellter Musik, welche die Fähigkeit zum Zuhören und Kommunizieren fördert. Das gesamte Wahrnehmungssystem wird dabei systematisch angeregt, wodurch laut Professor Tomatis zahlreiche positive Auswirkungen auf verschiedene Bereiche des Gehirns entstehen. Die Musik Mozarts spielt eine große Rolle, weshalb die Methode auch Mozart-Therapie genannt wird. Neben Mozart werden spezielle gregorianische Gesänge und eine Stimmaufnahme der eigenen Mutter von dem »Elektronischen Ohr« an die individuellen Bedürfnisse angepasst und als Hörkur über Kopfhörer übertragen.

Tinnitus-Musik maßgeschneidert

Neue Wege in der Tinnitus-Musiktherapie erproben Christo Pantev und sein Team vom Institut für Biomagnetismus & Biosignalanalyse (IBB), einem Forschungsinstitut der Universität Münster: Eine Musik, die genau auf die individuellen Ohrgeräusche zugeschnitten ist, soll helfen, die bei Tinnitus hyperaktiven Zellen in der Hörbahn zu beruhigen. Dabei werden die Frequenzen in der Musik gelöscht, die den Ohrgeräuschen entsprechen. Die entstehenden »spektralen Lücken« sollen die Gehör-Hirnrinden-Aktivität vermindern und so entlastend wirken. Im Rahmen einer Evaluationsstudie wurde die Wirksamkeit dieses Musiktrainings für Patienten mit einem ganz bestimmten Tinnitus-Profil nachgewiesen.

Die Versuchspersonen hatten

- chronischen Tinnitus (das heißt länger als zwölf Monate),
- tonalen Tinnitus (das heißt, der Tinnitus klingt wie ein Pfeif- oder Piepton),
- keinen starken Hörverlust (unter 35 dB),
- eine stabile Tinnitusfrequenz unter 8000 Hz
- und waren relativ jung (durchschnittlich circa 40 Jahre).

Die Studienteilnehmer konnten die Musik selbst aussuchen. Ihre Lieblingsmusik wurde dann individuell angepasst, also sozusagen für sie persönlich maßgeschneidert. Nachdem die Versuchspersonen ihre Musik zwölf Monate lang täglich ein bis zwei Stunden gehört hatten, empfanden sie die Ohrgeräusche nur noch als halb so laut. Die Forscher gehen davon aus, dass dieses Training neurophysiologische Vorgänge auslöste, welche die Lautstärke der Geräusche reduzierten und so den Tinnitus weniger lästig werden ließen. Das aussichtsreiche Verfahren soll weiterentwickelt werden. Der nächste Schritt ist ein fünftägiges Intensivtraining mit jeweils zwei mal drei Stunden. Ein Vorteil dieser Methode ist, dass man sich nicht auf die

Musik konzentrieren muss. Einige der Versuchspersonen arbeiteten während des Zuhörens und haben den gleichen positiven Effekt erzielt. Aufgrund der kurzen Erprobungszeit ist noch nicht klar, wie lange der positive Effekt anhält, und ob das Musiktraining auch bei Menschen mit anderen Tinnitus-Profilen wirkt, also zum Beispiel bei Hörverlust, wenn der Tinnitus eine sehr hohe Frequenz hat, wie ein Rauschen klingt oder bei älteren Patienten.

Das Forscherteam weist ausdrücklich darauf hin, dass das Training mit maßgeschneiderter Musik nicht zur Heilung führt. Der Tinnitus wurde bei den Teilnehmern der Studie zwar deutlich leiser, verschwand aber nicht vollständig. Da es sich beim Institut für Biomagnetismus & Biosignalanalyse um eine reine Forschungseinrichtung handelt, dürfen dort keine Therapien stattfinden. Die HNO-Klinik Münster bietet in Zusammenarbeit mit dem IBB eine Tinnitus-Sprechstunde an, in der Sie das Musiktraining absolvieren können. Die Kontaktadresse finden Sie am Ende des Buches. Die Behandlung soll auf weitere Kliniken ausgedehnt werden. Die Originalstudie finden Sie in englischer Sprache im Internet unter: www.tinnitus-hilfe.ch, Stichwort »Klinische Studien«.

Neurostimulation mit TinnMusic®

Maßgeschneiderte, frequenzgefilterte Musik nach den Entwicklungen von Christo Pantev bietet die Firma Promedicum (www.promedicum.de) an. Sie eignet sich für chronischen, tonalen Tinnitus und hat das Ziel, die Tinnitus-Lautstärke deutlich zu mindern. Wie Promedicum angibt, zeigten die objektiv überprüfbaren MEG-Messungen (Magnet-Encephalografie) eine positive Reorganisation der neuronalen Aktivität der Hörrinde im Gehirn. Auf der Homepage der Firma können Sie frequenzgefilterte Musik hören und finden einen Ausschnitt aus dem Filmbeitrag des hr-Fernsehens *Mit Musik gegen*

Tinnitus, der das Wirkprinzip frequenzgefilterter Musik darstellt. Die Bezugsquelle für den TinnMusic®-Neurostimulator finden Sie im Anhang.

Tinnitus eingebettet in einen musikalisch steuerbaren Hörprozess

Eine neue musiktherapeutische Behandlungsmethode hat das Deutsche Zentrum für Musiktherapieforschung (DZM) in Zusammenarbeit mit der Universität Heidelberg entwickelt. Der Tinnitus wurde in einen musikalisch steuerbaren Hörprozess eingebettet. Zusätzliche musikalische Hörübungen sollten die betroffenen Hirnregionen positiv in Richtung einer Aktivitätsnormalisierung beeinflussen. An der Studie nahmen nur Personen mit einem tonalen Tinnitus teil. Unter einem tonalen Tinnitus versteht man ein Pfeifen, Klingeln, Summen oder Zirpen, während ein nicht tonaler Tinnitus aus Rauschen, Brummen, Surren, Knacken, Knistern oder Rumpeln besteht. In zwölf Therapiesitzungen von je 50 Minuten einmal in der Woche sollte die akustische Wahrnehmung reorganisiert werden. Lesen Sie sich die in der Studie vollzogenen Schritte in Ruhe durch. Es handelt sich um Schritte, die im Umgang mit Tinnitus grundsätzlich sinnvoll sein können und die nicht nur auf Forschungsebene gelten.

Der erste Schritt war, ein musikalisches Äquivalent für den Tinnitus jedes Studienteilnehmers zu finden. Der Tinnitus wurde in Tonhöhe und Lautstärke nachgebildet. Dieser Ton wurde dann musikalisch wieder aufgenommen, sodass der Tinnitus eine neue Funktion als Basis für eine Melodieimprovisation bekam. Auf diese Weise wurde es möglich, eine individuelle Musik zu erstellen.

Wer Tinnitus hat, ist häufig mit seiner Aufmerksamkeit darauf fixiert. Deshalb ging es in einem zweiten Schritt darum, die Aufmerksamkeit von dem Tinnitus-Ton wegzulenken. Nach körperlichen Entspannungsübungen sollten Klangreize eigene Ressourcen beziehungsweise die Erinnerung daran aktivieren, wie es ist, wenn man sich entspannt und wohl fühlt.

In einer weiteren Sequenz ging es darum, die negative Bewertung des Tinnitus-Tons zu unterbrechen. Musiktherapeutisch kann das geschehen, indem der Tinnitus-Ton nachgeahmt in eine neue musikalische Umgebung eingebunden wird. Da der Ton in einer neuen Umgebung wahrgenommen wird, kann er neu gedeutet werden und seine belastende oder beängstigende Qualität verlieren. Instrumentale Musik und Musik mit Gesang, in die der Ton eingebettet wird, hilft, ihn mit positiven Assoziationen zu verknüpfen. Hinzu kam ein Aufmerksamkeits- und Unterscheidungstraining, sodass die Studienteilnehmer lernten, akustische Vorgänge stärker in ihrem Sinn zu kontrollieren.

Schließlich wurde eine flexiblere Form des Erlebens und Verhaltensweisen erprobt, mit deren Hilfe die Teilnehmer in der Lage waren, ein persönliches Stressmanagement zu entwickeln. In Form von musikalischen Rollenspielen wurden Konflikt- und Belastungssituationen zunächst nachgestellt, um dann im gemeinsamen Spiel Handlungsalternativen auszuprobieren. Auch der Ausdruck von Gefühlen – insbesondere von negativen – wurde geübt.

Die Originalstudie finden Sie im Internet unter: www.tinnitus-hilfe.ch, Stichwort »Klinische Studien«.

Das Deutsche Zentrum für Musiktherapieforschung (Viktor-Dulger-Institut) DZM e.V. bietet eine entsprechende Musiktherapie bei chronischem Tinnitus an, die aus fünf Bausteinen besteht. Am Beginn der Therapie wird der individuelle Tinnitus-Ton bestimmt, dem ein »Wohlbefindens-Ton« gegenübergestellt wird, der subjektiv genau das Gegenteil des Tinnitus-Tons ist. Beim zweiten Baustein geht es um die Stress auslösenden Faktoren im Leben der Betroffenen und um Problemmanagement und Stressbewältigung. Danach folgt ein Retraining, mit dessen Hilfe Kontrolle über das Hören erlangt werden und sich die Einstellung gegenüber dem Tinnitus verändern kann. Durch Übungen wie »genau hören – genau stimmlich äußern«, Nachsingen vorgegebener Melodien oder Übungen zum bewussten Hören sollen die Symptome verringert werden. Sie trainieren darin, die Aufmerksamkeit zu steuern und den Tinnitus aktiv zu beeinflussen. Beim »Coping« wird gelernt, wieder zu genießen und sich Dinge und Aktivitäten zu gönnen, die zuvor wegen der Ohrgeräusche vermieden wurden. Schließlich wird die Anwendung des Gelernten im Alltag geübt. Dazu gehört auch, den Tinnitus auf eine Weise umzudeuten, dass er eine sinnvolle Funktion im Leben der Betroffenen erhält.

Nach Angaben des Instituts erlebten 80 Prozent der mit Musiktherapie behandelten Patienten eine deutliche Verbesserung des Tinnitus bis hin zum völligen Verschwinden.

Akustische Neuromodulation

Vereinfacht ausgedrückt entsteht Tinnitus durch Fehlschaltungen im Gehirn, die ein synchrones Feuern von Sinnes- und Nervenzellen produzieren. Das Gehirn hat irgendwann gelernt, einen bestimmten Ton oder eine Tonfolge zu erzeugen, die als Ohrgeräusch wahrgenommen wird. Ein neues Verfahren, das 2010 für den Markt zugelassen wurde, kann diese Fehlschaltungen umformen – es kann das Gehirn anleiten, das Gelernte wieder zu verlernen. Eine akustische Stimulation bringt die Fehlvernetzungen aus dem Takt und aktiviert so den Umbau der beteiligten Nervennetzwerke.

Entwickelt wurde das Verfahren von Prof. Dr. Peter Tass vom Forschungszentrum Jülich. 2010 wurde der Neurostimulator, eine Vorrichtung von der Größe eines Hörgeräts, die auf den Forschungen von Professor Tass basiert, für den Markt zugelassen. Der Tinnitus wird dabei sanft über akustische Signale behandelt. Nach wenigen Wochen reduziert sich die Lautstärke der Geräusche um durchschnittlich 40 Prozent. Das kleine Gerät, das die individuell erstellte Tonreihe abspielt, soll mehrere Stunden am Tag getragen werden. Mit der Zeit wird der Tinnitus-Ton leiser und tiefer, und der Neurostimulator wird an diese Veränderung angepasst.

Prof. Dr. Sebastian Schmidt, Vorstandsmitglied der Adaptive Neuromodulation GmbH (ANM), die den Neurostimulator herstellt, sieht in der Neuromodulation ein großes Potenzial für die Behandlung einer Vielzahl von Erkrankungen. Voraussichtlich 2012 etwa soll ein neuer Hirnschrittmacher für Parkinson-Patienten auf den Markt kommen, der nach dem von Prof. Dr. Tass entwickelten Verfahren funktioniert.

Biomentale Therapie nach Dr. Greuel®

Ein wenig bekannte Methode für die Behandlung von Tinnitus ist die biomentale Therapie des Düsseldorfer Arztes Dr. Hans Greuel. Sie wird bei Tinnitus, Hörsturz, Morbus Menière, aber auch bei Migräne-Patienten eingesetzt. Ärzte, die das komplexe Entspannungstraining anwenden wollen, müssen zwei Ausbildungen absolvieren, eine psychotherapeutisch-psychosomatische Ausbildung und ein HNO-Studium. Da nur wenige Ärzte beide Voraussetzungen erfüllen, gibt es nur eine kleine Zahl an Angeboten. Für die Wirksamkeit der biomentalen Therapie liegen zurzeit kaum Forschungsergebnisse vor, da die Pharmaindustrie Forschungsgelder nur in Projekte investiert, durch die ein neues Medikament oder Gerät auf den Markt kommen kann. Auch das ist ein Grund, weshalb sie bei vielen Ärzten nicht so populär ist. Fördergelder für die weitere Erforschung der biomentalen Therapie stellt die Tinnitus-Hilfe e.V. zur Verfügung, die alle Behandlungsmethoden fördert, die eine Heilung anstreben und nicht eine Gewöhnung.

Der Heilungsansatz von Dr. Greuel ging schon früh von einer Voraussetzung aus, die erst vor wenigen Jahren durch Forschungsergebnisse erhärtet wurde: »Tinnitus ist keine Erkrankung des Ohres, sondern eine persönlichkeitsbedingte und vor allem durch Lebensumstände erworbene Störung des autonomen Nervensystems, die im Hörorgan als Pfeifen, Rauschen, Zischen oder Summen erlebt wird und sich auch in anderen Organen äußert. Deshalb kommt Tinnitus auch nie isoliert vor, sondern tritt immer in Kombination mit anderen Störungen gleicher Ursache auf. Jeder vierte Deutsche hat dieses Phänomen schon mal wahrgenommen.«

Abgesehen von vorübergehenden mechanischen Auslösern für Ohrgeräusche wie Ohrenschmalz oder eine Erkältung gibt es nach Ansicht von Dr. Greuel nur eine einzige Ursache für Tinnitus: Anspannungsphasen, wie sie durch Überbelastung und Schicksalsschläge entstehen. Nicht die Kieferfehlstellung löst den Tinnitus aus, sondern die innere Anspannung führt dazu, dass sich der Nacken und Kiefer verspannen und viele Menschen nachts mit den Zähnen knirschen. Alle diese physischen Ursachen haben einen gemeinsamen Hintergrund: eine erhöhte Aktivität des vegetativen Nervensystems, die den Menschen nervös und angespannt sein lässt. Diese Ansicht hat der Arzt bei der Behandlung von über 25 000 Patienten seit 1981 gewonnen.

Obwohl die biomentale Therapie davon ausgeht, dass die gestörten Reaktionsmuster des vegetativen Nervensystems in bestimmten früheren Lebensphasen erworben und im Gehirn abgespeichert wurden, müssen weder Konflikte aus der Kindheit bearbeitet werden, noch ist es nötig, sein Leben in größerem Stil zu verändern. Die Grundidee der Therapie besteht darin, diese Reaktionsmuster zu korrigieren, die, seit sie entstanden sind, immer wieder über gestörte Nervenimpulse Nacken- und Kieferverspannungen, Schleimhautschwellungen im Nasennebenhöhlenbereich sowie eine verminderte Durchblutung im Kopf- und Innenohrbereich auslösen. Die Folge sind Ohrgeräusche, Hörstürze oder Schwindelanfälle (Morbus Menière). Da diese Reaktionsmuster immer wieder aktiviert werden, gibt es nur die Möglichkeit, mit ihnen leben zu lernen oder sie zu löschen. Dieses »Löschen« geschieht in der biomentalen Therapie durch eine geistige Aktivierung der Selbstheilungskräfte.

Dr. Greuels Untersuchungen zeigten, dass Menschen mit chronischem Tinnitus bestimmte Persönlichkeitsmerkmale und Ähnlichkeiten in den Lebensumständen und der Lebensführung aufweisen. Es sind besonders pflichtbewusste, gewissenhafte und ständig angespannte Menschen, die zu Perfektionismus und vegetativen Störungen neigen. Diese Eigenschaften allein führen jedoch noch nicht zu einem Tinnitus, Hörsturz oder zu Morbus Menière. Zusätzliche belastende Lebensumstände müssen hinzukommen, die eine Daueranspannung bewirken. Ab einem gewissen Belastungspunkt treten Bereitstellungsreflexe auf, die diese Erkrankungen auslösen.

Was Tinnitus-Betroffene gemeinsam haben

In seinem Bericht *Die Biomentale Therapie* beschreibt Dr. Greuel eine Reihe von typischen Eigenschaften der potenziellen Tinnitus-Persönlichkeit, die er im Verlauf der Behandlung von mehreren Tausend Patienten, einschließlich einer Studiengruppe, zusammengetragen hat. Die Betroffenen sind

- sehr gewissenhaft und pflichtbewusst
- leistungsorientiert und fleißig
- stellen hohe Anforderungen an sich
- ausgesprochen ehrgeizig
- perfektionistisch bis an den Punkt der Pedanterie

- neigen zu Zwängen und Depressivität
- haben eine Neigung, sich zu überanstrengen, sich zu viel aufzuladen und zu viel zu arbeiten und sich vollständig zu verausgaben
- können sich kaum entspannen, Aufgaben und Pflichten abgeben und sich regenerieren

Viele Patienten gaben an, sie »könnten nicht abschalten« und seien geistig ständig aktiv. Sie ignorierten die Grenzen, bis zu denen sie in der Lage waren, mit Druck umgehen zu können. Die körperlichen Folgen der sich aufbauenden Ermüdung und Erschöpfung sind häufig Tinnitus, Schwindelgefühle, Druck auf den Ohren, Kopfschmerzen und Migräne. Die Betroffenen ignorieren erste Warnzeichen in dieser Richtung oder unterdrücken sie mit Medikamenten.

Unabhängig davon, ob Sie an der biomentalen Therapie interessiert sind, kann es sehr aufschlussreich sein, darüber nachzudenken, ob und in welchem Umfang die genannten Eigenschaften auf Sie oder die Person mit Tinnitus, um die es Ihnen geht, zutreffen.

Ablauf der biomentalen Therapie

Die Therapie beginnt mit einer Vorbereitungsphase. Nach einem therapeutischen Vorgespräch findet ein einwöchiges Autosuggestionsprogramm statt, das mit selbst herbeigeführten seelischen Beeinflussungen arbeitet. Unter anderem werden Biofeedback-Entspannungstechniken auf einem Wasserbett, Rotlicht, erdmagnetische Strahlung und Sauerstoffgaben eingesetzt. Anhand von Übungsmaterial können die Übungen zu Hause vertieft werden. Danach beginnt die eigentliche biomentale Therapie bei Dr. Greuel selbst. Dabei steht die Verbindung zwischen Körper (bio) und Geist (mental) im Mittelpunkt.

tiker und eventuell Psychologen während ein bis zwei Jahren in einer Teamarbeit zusammen. Die Therapie besteht aus mehreren Bausteinen. Zuerst erstellt der HNO-Arzt eine medizinische und audiologische Diagnose, auf die eventuell Folgeuntersuchungen bei einem Orthopäden, Neurologen oder einem Facharzt für innere Medizin folgen. Die weiteren Bausteine bestehen in Methoden zum Abbau von Tinnitus-bedingtem Stress, einer psychologischen Beratung und, wenn angebracht, einer Therapie, die einzeln oder in der Gruppe stattfinden kann. Dazu gehört auch die sogenannte Tinnitus-Konferenz, an der der Patient oder die Patientin, der HNO-Arzt und ein Psychologe teilnehmen. Häufig werden zusätzlich Therapeuten eingesetzt, die entsprechende Entspannungsverfahren auswählen.

Hinzu kommt ein Gerät, der Noiser. Er erzeugt ein leises, angenehmes und beruhigendes Rauschen, das den Tinnitus umgibt. Anders als beim Masker wird sein Rauschen so eingestellt, dass der Tinnitus gerade noch zu hören ist. Manche Therapeuten wie der leitende Oberarzt der Tinnitus-Klinik Bad Arolsen, Dr. Helmut Schaaf, vertreten die Ansicht, dass die Lautstärke deutlich unter der des Tinnitus liegen muss. Durch das Rauschen des Noisers treten die Ohrgeräusche nicht mehr so stark hervor und können durch einen Lernvorgang schließlich ausgeblendet oder minimiert werden. Da das Gehirn ein gleichmäßiges Dauerrauschen als unwichtig betrachtet, wird es nach einiger Zeit nicht mehr beachtet und kann aus dem Bewusstsein verschwinden wie viele andere, alltägliche Geräusche, die wir einfach »vergessen«. Zunächst lernen die Anwender jedoch, den Tinnitus nicht mehr als störend zu erleben. Erste Erfolge stellen sich meist nach etwa zwei Monaten des Tragens ein, und auch nach einem Jahr wurden noch Erfolge festgestellt. Studien erbrachten allerdings keine überzeugende Wirkung der Noiser für sich genommen. Es kommt also auf einen Versuch an.

Eine mentale therapeutische Retraining-Übung besteht zum Beispiel darin, sich gleichzeitig auf zwei Vorleser zu konzentrieren. Die Aufgabe nimmt die Aufmerksamkeit so sehr in Anspruch, dass der Tinnitus überhört wird. Für viele Menschen ist das eine prägende Erfahrung, die zu einem Leiserwerden der Ohrgeräusche führt.

Die Kritik an der Tinnitus-Retraining-Therapie lautet, dass sie zu einer Gewöhnung führt, wodurch eine mögliche Heilung unterbunden werden kann. Das Ohrgeräusch zu unterdrücken, bedeutet ja nicht, dass die Grundproblematik geheilt wird. Mit den Geräuschen leben zu lernen, ist zweifellos der richtige Weg, wenn »damit leben lernen« nicht mit Gewöhnung gleichgesetzt, sondern als aktiver Prozess verstanden wird, der eine Erstverbesserung bringt, und dem weitere Schritte folgen, bei denen eine Heilung angestrebt wird. Dass dies möglich ist, zeigen zahlreiche Beispiele von Menschen, denen es gelang, wie dem Cranio-Sacral-Therapeuten Julian Cowan Hill, vom dem an anderer Stelle in diesem Buch die Rede ist. Der Hinweis auf einen Gewöhnungseffekt gilt allerdings nicht nur für die Retraining-Therapie, sondern auch für andere Methoden, die sich in erster Linie damit befassen, einen »Modus Vivendi« herzustellen – die Fähigkeit, mit den Geräuschen im täglichen Leben zurechtzukommen. Weghören und Gewöhnung sind hilfreich und können große Erleichterung bringen. Vor allem, wenn man Tinnitus als mechanischen Lerneffekt bestimmter Hirnareale auffasst, liegt darin die wohl einzige Chance. Betrachtet man ihn als Signal, das eine Botschaft enthält, sollte man ihn ebenso wenig ignorieren wie einen immer wiederkehrenden Schmerz oder einen Dauerschmerz.

Aufmerksamkeitslenkung und Tinnitus: eine Studie

Da viele Menschen mit Tinnitus stark auf die Ohrgeräusche fixiert sind, ist die Umlenkung der Aufmerksamkeit (zusammen mit einer veränderten Bewertung) ein wichtiger Ansatz. Eine aufschlussreiche

Studie dazu wurde unter dem Titel »Aufmerksamkeitslenkung bei Tinnitus: Eine experimentelle psychophysiologische Untersuchung« in der *Zeitschrift für Klinische Psychologie und Psychotherapie* veröffentlicht.

Die folgende Zusammenfassung der Studie findet sich im Internet auf der Homepage PsyCONTENT (www.psycontent.com):

»**Theoretischer Hintergrund**: Gängige Erklärungsmodelle für die Entstehung und Chronifizierung von Tinnitus betonen die Bedeutung von Aufmerksamkeitsprozessen.
Fragestellung: Deshalb wird mit der vorliegenden Untersuchung überprüft, ob die Lenkung der Aufmerksamkeit die Wahrnehmung und Unannehmlichkeit eines chronischen Tinnitus beeinflussen kann.
Methode: 33 Personen mit chronischem Tinnitus nahmen an einem Experiment teil, bei dem sie für jeweils zehn Minuten folgende Bedingungen erfüllen sollten: (a) auf den eigenen Tinnitus konzentrieren; (b) sich entspannen; (c) Ablenkung durch Musik; (d) Konzentration auf ein über Tongenerator dargebotenes Imitat des Tinnitus-Geräusches.
Ergebnisse: Die Tinnitus-Belastung ist am höchsten unter der Bedingung ›auf den eigenen Tinnitus konzentrieren‹ und am geringsten unter der ›Musik-hören‹-Bedingung. Die allgemeine Befindlichkeit ist sowohl unter der ›auf-den-Tinnitus hören‹- als auch unter der ›externe-Präsentation-des-Tinnitusgeräusches‹-Bedingung reduziert. Unter der ›auf-den-Tinnitus-hören‹-Bedingung lässt sich eine Habituation belegen, was Implikationen für die Behandlung haben kann. Zwischen den verschiedenen experimentellen Bedingungen zeigen sich auch Unterschiede in der psychophysiologischen Aktivierung (zum Beispiel Herzrate, Trapezius-EMG, Masseter-EMG, sensomotorischer Rhythmus im EEG).

Schlussfolgerungen: Diese Studie bestätigt, dass Aufmerksamkeitslenkung einen Effekt auf die Belastung durch Tinnitus hat. Daneben gibt es auch Anhaltspunkte für Habituationseffekte, die Relevanz für die Behandlung haben können.«

Tinnitus-Zentrierte Musiktherapie (TIM)

Die Musikpsychologin und Therapeutin Dr. Annette Cramer hat ein musiktherapeutisches Konzept entwickelt, dessen Bausteine in einer Hörberatung, einer Hörtherapie, einer musikunterstützten Tiefenentspannung und einer sensorisch-integrativen Musiktherapie besteht.

Der Hörberatung gibt die Ärztin einen besonderen Stellenwert. Mit ihrer Hilfe soll der Patient seinen Tinnitus so verstehen, dass er ihn einordnen kann, zum Beispiel wenn eine Hörschwäche Sprachprobleme nach sich zieht, und sein individuelles Hörverhalten und seine Hörbedürfnisse erkennen. Hörgewohnheiten können so verändert werden.

Bei der Hörtherapie soll das konzentrierte Hören gefördert und die subjektive auditive Wahrnehmung verbessert werden. Übungen mit Geräuschen, Klängen und Musik unterstützen die Fähigkeit zum selektiven Hören und lenken die Aufmerksamkeit weg von den Ohrgeräuschen.

Bei der musikunterstützten Tiefenentspannung wird ein angenehmes und entspannendes Musikstück so oft gehört, dass die Tinnitus-Patienten sich selbst eine, wie Annette Cramer es nennt, »Kopfmusik« als Gegenprogramm zum Tinnitus herstellen können. Diese Musik wirkt dann wie eine Konditionierung auf Entspannung.

Hören mit anderen Sinnesempfindungen zu verbinden, ist das Ziel des Bausteins »sensorisch-integrative Musiktherapie«. Die Musik kann mit Bewegungen verbunden, gemalt oder durch ihre Vibrationen körperlich empfunden werden. Dadurch verbessert sich die Fähigkeit, die eigenen seelischen und körperlichen Abläufe besser wahrzunehmen.

Schließlich wird ein individuelles Hörtraining auf CDs für zu Hause zusammengestellt, das die verschiedenen Bausteine umfasst.

Wer nur für sich zu Hause arbeiten möchte, findet in dem Buch *Tinnitus – Wirksame Selbsthilfe mit Musiktherapie* von Annette Cramer eine Anleitung für den Eigengebrauch und zwei CDs, anhand derer man sich selbst ein individuelles Musikprogramm zusammenstellen kann.

Tinnitus-Klangtherapie auf CD

Individuelle Klangkompositionen bietet die Schweizer Firma Dis-Mark an. Das Unternehmen stellt auch den Softlaser TinniTool und das Klangkissen her, die ebenfalls in diesem Buch beschrieben werden. Die Klangtherapie greift den Gedanken auf, dass zu jedem Ton ein Gegenton existiert, der diesen neutralisiert. Dies gilt auch für den Tinnitus. Für die Herstellung der persönlichen Klang-CD wird die individuelle Tinnitus-Frequenz ermittelt und so aufgebaut, dass sie genau auf das Geräusch im Ohr ausgerichtet ist.

Die Behandlungsmethode basiert auf zwei Faktoren, die von Musik-Spezialisten in einem Konzept verbunden wurden: Zum einen wurden zusammen mit HNO-Ärzten und Hörgeräteakustikern alle Frequenzen ermittelt, welche die individuellen Tinnitus-Geräusche maskieren. Zum anderen wurden zusammen mit Verhaltensforschern Klänge entwickelt, die das Einschlafen stimulieren und den Stressabbau fördern. In klinischen Versuchen zeigten sich bereits nach der ersten 30-minütigen Anwendung positive Resultate bei der Wahrnehmung des Tinnitus.

Auf ihrer Homepage www.tinnitus-hilfe.ch bietet DisMark Hörproben der CDs, einen Hörtest, Erfahrungsberichte und einen Überblick über klinische Studien an. Die CDs gibt es in der Ausführung »Sleep« und »Meditation«.

Tinnitus-Atemtherapie (TAT)

Die Heilpraktikerin und Psychotherapeutin Maria Holl hat ein Selbsthilfeprogramm entwickelt, das west-östliche Entspannungs- und Therapieverfahren miteinander kombiniert: die aus drei Elementen bestehende Tinnitus-Atemtherapie nach Holl® (TAT). Gymnastische Übungen sollen den Körper aktivieren und eine Selbstmassage einzelne Körperteile sensibilisieren. Die eigentliche Atemtechnik wird mit inneren Übungen aus dem Taoismus verbunden, die revitalisierend wirken und Spannung abbauen.

Die Übungen sind nicht nur für Menschen mit Tinnitus sinnvoll. Die Beine schütteln, die Füße, Knie oder die Körperaußenseite massieren, den Gallenblasenmeridian beklopfen, das Kiefergelenk entspannen sowie Beckenlockerungen und Wahrnehmungsübungen können jedem helfen, Stress abzubauen und ein intensiveres Verhältnis zum eigenen Körper und den Gefühlen zu bekommen. Das Programm finden Sie in dem Buch von Maria Holl: *Die Tinnitus-Atemtherapie.* Es wird von der Deutschen Tinnitus-Liga empfohlen und ist von den Krankenkassen anerkannt.

Hypnosetherapie

»Tinnitus und Hörsturz sind wichtige neue Indikationsbereiche für die medizinische Hypnose. Frühzeitig angewandt, lässt sich mit ihrer Hilfe in der Mehrzahl der Fälle von Hörsturz das Gehör wieder vollständig herstellen. Bei der Behandlung von Tinnitus zeigt die Methode ebenfalls erstaunliche Erfolge.«
Dr. Rüdiger Steinriede

Hypnosetherapie (auch: Hypnotherapie) bietet die Möglichkeit, mit dem eigenen Unbewussten in Verbindung zu treten und Zusammenhänge zu entdecken, die sich auf das heutige Leben auswirken. Durch den in der Hypnose herbeigeführten tiefen Entspannungszustand – in dem man, anders als viele glauben, kein willenloses Opfer wird – kann sich das Unbewusste mitteilen. Der Organismus kann sich von Belastungen durch Stress und Ängste erholen. Wir sind fähig, uns besonders stark auf eine bestimmte Sache zu konzentrieren. Der kognitive, kritische Anteil des Bewusstseins ist verringert, das heißt wir denken nicht mehr analytisch und sind daher offen, bestimmte wichtige innere Inhalte wahrzunehmen, die wir sonst ignorieren.

Besonders erfolgreich ist Hypnose, wenn Stress und Ängste die Hauptursache für die Entstehung oder Verschärfung der Ohrgeräusche sind. Viele Hypnotherapeuten arbeiten nicht daran, den Tinnitus zu verringern oder zu eliminieren, sondern die emotionale Reaktion auf die Ohrgeräusche zu verändern. Im entspannten Zustand der Trance gehen die Auswirkungen von Stress zurück, der den Tinnitus verstärkt, wodurch sich wiederum das Stressniveau erhöht und die typische Leidensspirale vieler Tinnitus-Betroffener entsteht. Die Tinnitus-Hypnose kann diese negative Spirale relativ schnell unterbrechen und eine Beruhigung bewirken. Suggestionen helfen, eine gewisse Gleichgültigkeit den Ohrengeräuschen gegenüber zu entwickeln. Gleichzeitig können das Immunsystem, vegetative Funktionen und der Stoffwechsel stimuliert werden, wodurch die Anzahl der abwehrwirksamen Blutkörperchen während der Trance zunimmt. Häufig entdecken Tinnitus-Betroffene, dass die Ohrgeräusche ihnen einen »verdeckten Gewinn« ermöglichen, zum Beispiel, dass man auf diese Weise eine Aufmerksamkeit bekommt, die sonst fehlt, oder Aufgaben und Pflichten nicht übernommen werden müssen. Der verdeckte Gewinn kann auch eine Selbstbestrafung aufgrund von Schuldgefühlen und anderes mehr sein.

Da sich die Mechanismen, die Tinnitus entstehen lassen können, nach neueren Untersuchungen schon sehr früh ausgebildet haben (siehe »Frühe Tinnitus-Prägung: Hören im Mutterleib«, S. 35 f.), kann Hypnosetherapie auch tiefer gehen. Denn immer dann, wenn wir etwas als sehr problematisch oder sogar traumatisch erleben, ohne es verarbeiten zu können, schließen wir das Erlebte ein. Im späteren Leben hat dieses Erlebnis Auswirkungen. Nur selten können wir einen Zusammenhang zwischen dem Ursprungserlebnis und seinen Wirkungenherstellen. Ein einfaches Beispiel ist ein kleiner Junge, der auf seinem Dreirad über eine Straße fahren will, während ein Auto um die Ecke biegt und ihn streift. Er fällt vom Rad, stößt sich den Kopf an und bekommt schlimme Kopfschmerzen. Später kann es passieren, dass er, auch noch als Erwachsener, jedes Mal Kopfschmerzen bekommt, wenn er eine bestimmte Art von Autolärm hört und eine Straße überqueren will.

Gemessen an den Erfahrungen, die wir machen können, ist das ein relativ einfaches Erlebnis, das sich vielleicht schon durch Erinnern erklären lässt. Menschen machen alle Arten von traumatisierenden Erfahrungen, die im Unterbewusstsein und im Körper gespeichert werden. Andere, die an diesem Ereignis beteiligt waren, schätzen die gleiche Situation oft ganz anders ein. Was jedoch zählt, ist das, was der betreffende Mensch erlebt hat, und nicht, wie andere es sehen. In einem solchen Augenblick kann eine Bereitschaft, mit Tinnitus zu reagieren, entstehen. Durch Hypnosetherapie kann die verschlossene Tür geöffnet und das Ereignis und seine Folgen bewusst gemacht werden. Diese innere Befreiung zieht ein Umlernen nach sich, das sich auch auf den Tinnitus positiv auswirken kann.

Erfahrungen in der Hypnosetherapie zeigen, dass die meisten Menschen, die zu dieser Therapie kommen, nichts anderes wollen, als dass der Tinnitus »weggeht« – ein sehr verständlicher Wunsch. Durch Stressreduktion innerhalb der Sitzungen kann eine Linderung eintreten, doch die Fixierung auf die Geräusche hat Nachteile. Häufig stehen hinter den Stressmechanismen bestimmte frühe Erlebnisse, die zu überdimensionierten Leistungen anspornen oder mit Hilflosigkeitserfahrungen verbunden sind und entsprechende Glaubenssätze hervorgebracht haben. Für Tinnitus als potenzielle spätere Reaktion wurde so der Boden bereitet.

Dr. Henning Alberts, Hypnosetherapeut in Stuttgart, erklärt dazu: »Manchmal kann Tinnitus wesentlich gebessert oder geheilt werden, wenn relevante lebensgeschichtliche Ereignisse aufgearbeitet werden, die in Zusammenhang mit einer übertriebenen eigenen Leistungsanforderung stehen. Doch dazu muss der Patient bereit sein. Oft ergibt sich im Laufe der Sitzungen von selbst ein Kontakt zu tieferen Schichten.«

Hypnose bei akutem Hörsturz

In vielen Fällen sind Infusionen oder eine chiropraktische Therapie bei akutem Tinnitus nicht erfolgreich. Mit Hypnose wurden dagegen nachweislich gute Ergebnisse erzielt. Der Hamburger Arzt und Hypnosetherapeut Floris Weber schreibt: »Von 32 dokumentierten Fällen wurde durch Hypnose bei 26 Patienten eine Hörverbesserung von über 50 Prozent oder eine Hörnormalisierung nach Hörsturz erreicht. Die meisten Patienten waren zuvor bereits etwa eine Woche erfolglos behandelt worden. Eine Studie über die Wirksamkeit bei akutem Hörsturz direkt zur Akutbehandlung ist nach meiner Einschätzung dringend notwendig, da die bisherigen Studienergebnisse eine hohe Ansprechrate auf Hypnotherapie belegen.« Zur Infusionstherapie erklärt der Arzt: »Es gibt jedoch auch keinen Nachweis darüber, dass die in Deutschland durchgeführte Infusionstherapie nach Hörsturz mit Cortison oder durchblutungsfördernden Mitteln besser wirkt als ein Placebo.«

Die Chance der Hypnosetherapie in der Akutphase sieht Floris Weber darin, dass die Ausschüttung von Stresshormonen reduziert und eine Gefäßweitung bewirkt werden kann, die einen positiven Einfluss auf die Regeneration der geschädigten Nervenzellen hat. Behandelt werden sollte möglichst schnell nach dem ersten Auftreten des Tinnitus.

Für die Wirksamkeit von Hypnose bei länger bestehendem Tinnitus gibt es wissenschaftliche Belege. Wie eine Studie von A. Maudoux, S. Bonnet und F. Lhonneux-Ledoux zeigte, ging bei fast drei Viertel aller Patienten der Tinnitus, den sie nicht ausgleichen konnten, in einen handhabbaren (kompensierten) Tinnitus über. »Zudem besteht die Möglichkeit, dass die Patienten die Selbsthypnose erlernen, die eine sehr wirksame und jederzeit selbst durchführbare Therapie bei chronischem Tinnitus ist«, so Dr. Weber.

Auch eine Studie der Universitätsklinik in Freiburg im Jahr 2007, bei der fast 400 Patienten mit Hypnose behandelt wurden, ergab ein positives Resultat: 90 Prozent der Patienten mit akutem Tinnitus und 88 Prozent mit chronischem Tinnitus erlebten eine deutliche Verbesserung.

Forschungsergebnisse zu Hypnosetherapie und Tinnitus finden Sie in englischer Sprache im Internet unter: www.therapypartnership.com/tinn-papers.htm.

Transkranielle Magnetstimulation

Eine der Magnetfeldtherapie ähnliche Behandlungsform ist die transkranielle Magnetstimulation (TMS). Bei diesem Verfahren sollen Magnetfelder Neuronen im Gehirn je nach Bedarf stimulieren oder hemmen. Mithilfe einer Kernspintomografie wird zuerst festgestellt, welche Bereiche des Gehirns beziehungsweise des Hörzentrums betroffen sind. Zur Behandlung wird eine Magnetspule auf den Schädel gelegt, die über einen Kondensator elektromagnetische Felder erzeugt. Die Magnetfelder wirken auf die Nervenzellen der Hirnrinde ein und verringern deren Aktivität, wodurch der Tinnitus nachlässt. Diese Wirkung beruht darauf, dass Tinnitus durch eine Umorganisation in der Hörrinde entsteht, durch die die Nervenzellen eine Überaktivität entwickeln, die als Tinnitus wahrgenommen wird. Die Linderung hält in der Regel nur eine begrenzte Zeit an. Die Magnetstimulation bei Tinnitus ist noch nicht ausreichend erforscht und sollte nur an spezialisierten Zentren oder Kliniken durchgeführt werden.

Anhang

Selbsthilfeorganisationen

Deutsche Tinnitus-Liga e. V. (DTL)
Am Lohsiepen 18, 42369 Wuppertal
Postadresse: Postfach 210351, 42353 Wuppertal
Telefon: 0202 - 24 65 2-0.
Fax: 0202 - 24 65 2-20
E-Mail: dtl@tinnitus-liga.de
Internet: www.tinnitus-liga.de

Österreichische Tinnitus-Liga (ÖTL)
Postfach 23, A-8029 Graz
Telefon und Fax: (0043) 0316 - 289130

Schweizerische Tinnitus-Liga (STL)
Sekretariat Annerös Koch
Postfach 229, CH-3860 Meiringen
Telefon: (0041) 33 – 4715573
Fax: (0041) 33 – 4715572

Adressen, die weiterhelfen

Deutsche Ärztegesellschaft für Akupunktur (DÄGfA)
Würmtalstraße 54, 81375 München
Telefon: (089) 710 05-11
Fax: (089) 710 05-25
E-Mail: fz@daegfa.de
Internet: www.daegfa.de

Österreichische wissenschaftliche Ärztegesellschaft für Akupunktur
Schwindgasse 3, A-1040 Wien
Telefon: (0043) 01 - 505 03 92
Fax: (0043) 01 - 504 15 02
E-Mail: office@akupunktur.org, sekretariat@akupunktur.org
Internet: www.akupunktur.org

Schweizerische Ärztegesellschaft für Akupunktur
Industriering 34, CH-8134 Adlieswiel
Internet: www.akupunktur-tcm.ch

Arbeitsgemeinschaft für Hypnosetherapie e.V.
Johannes-Müller-Straße 50, 50735 Köln
Telefon: 0221 – 769595
Internet: www.ag-hypnose.de

Österreichischer Bundesverband für Hypnotherapie
Rosenburgsengasse 8/3/7, A-1010 Wien

Europäische Tinnitus-Selbsthilfevereinigung
Internet: www.eutinnitus.com/

Bibliografie

Adams, Klaus: *Psychologie der Organe.* Düsseldorf

Agutsoni, Daniel: *Craniosacral-Rhythmus. Praxisbuch zu einer sanften Körpertherapie.* München 2010

Baird, James D.: *Glücksgene. Wie Sie das verborgene Potenzial Ihrer Zellen aktivieren.* München 2010

Baumeister-Jesch, Dr. med. Liutgard: *Einblicke in die Welt der Mikronährstoffe.* Weil der Stadt 2011

Biesinger, Dr. med. Eberhard: *Tinnitus. Endlich Ruhe im Ohr.* Stuttgart 2007

Bukkfalvi Hilliard, Erika: *Schüchtern – und erfolgreich. Wie Sie selbstbewusst mit Schüchternheit und Ängsten umgehen.* München 2005.

Burgerstein, Lothar: *Burgersteins Handbuch der Nährstoffe.* Stuttgart 2007

Callahan, Roger J.: *Leben ohne Phobie. Wie Sie in wenigen Minuten angstfrei werden.* Kirchzarten 2009

Callis, Frank E.: *Der Tinnitus-Helfer. Retraining Therapie: Die neue Form der Selbsthilfe.* Buch und CD-ROM. Hannover 2004

Cramer, Dr. Annette: *Tinnitus – Wirksame Selbsthilfe mit Musiktherapie.* Stuttgart 2009

Dalgleish, Mary; Hart, Lesley: *Ohrkerzenthrapie: Was sie ist – wie sie wirkt – wo sie hilft.* Stuttgart 2008

Derbolowsky, Dr. Jakob: *Trophotraining. So fühle ich mich wohl.* Germering 2010

Feyerer Gabriele: *Padma 28. Tibetische Naturmedizin für Körper und Geist.* Oberstdorf 2000

Greuel, Dr. med Hans: *Die Biomentale Therapie: Ergebnisse eines wissenschaftlichen Forschungsprojektes am Beispiel einer Psychoneuroimmunologischen (PNI-)Therapie des Hörsturzes, Morbus Menière, und Tinnitus*

Gröber, Uwe: *Orthomolekulare Medizin: Ein Leitfaden für Apotheker und Ärzte.* Stuttgart 2008

Hüther, Gerald: *Die Macht der inneren Bilder. Wie Visionen das Gehirn, den Menschen und die Welt verändern.* Göttingen 2010

Jin, Wenchu; Waibel, Katharina: *Tinnitus Heilbuch. Das Selbstheilungsprogramm aus dem medizinischen Qi Gong.* München 2008

Graeme, Michael: *The Tao of Tinnitus.* www.mgraeme.ic24.net/The%20Rivendale%20Review%20Pages/tao%20of%20tinnitus.

html (Sie müssen die Adresse genau so eingeben, damit der Link funktioniert)

Gurdjieff, Georges I.: *Praxisbuch - Übungen, Rituale und heilige Tänze zur Entfaltung des Bewusstseins* Darmstadt 2008

Heepen, Günther H.: *Maxi-Quickfinder Schüßler-Salze. Der schnellste Weg zum richtigen Mittel.* München 2011

Henry, Jane L.; Wilson, Peter H.: *Tinnitus. A Self-Management Guide For The Ringing In Your Ears.* Boston, 2002

Holl, Maria: *Die Tinnitus-Atemtherapie.* Hannover 2011

Jännicke, Christof; Grünwald, Dr. Jörg: *Alternativ heilen.* Augsburg 2010

Jourdain, Robert: *Das wohltemperierte Gehirn: Wie Musik im Kopf entsteht und wirkt.* Heidelberg 2001

Keller, Erich: *Erfolgsblockaden auflösen mit EFT. Ziele erreichen, Wünsche erfüllen, Stillstand auflösen.* Berlin 2007

Lewis, Dennis: *Das Tao des Atmens.* Hamburg 1999

Lipton, Bruce: *Wie Erfahrungen unsere Gene steuern.* Burgrain 2006

Maric, Filip: *Baduanjin Chi Kung: Die 8 edlen Brokate des Chi Kung.* Sulzbach/Ts 2008

Mohr, Paul: *Gesund durch Nahrungsergänzungsmittel. So wirkt orthomolekulare Medizin.* Zürich 2002/2006

Montain, Dr. Bernard: *Tinnitus. Neue Wege zur Behandlung.* Güllesheim 2000

Markert, Christopher: *Dantien. Die Körpermitte als Quelle von Vitalität und Lebensfreude.* München 2000

Ober, Clinton; Sinatra, Stephen; Zucker, Martin: *Earthing. Heilendes Erden.* Kirchzarten bei Freiburg 2011

Posch, Helmut: *Was ist Hildegard-Medizin?* St. Georgen 2003

Rother, Robert und Gabriele: *EFT Klopf-Akupressur.* München 2011

Schaaf, Dr. Helmut; Hesse, Gerhard: *Tinnitus: Leiden und Chance.* Mit einem ausführlichen Exkurs zur Geräuschüberempfindlichkeit (Hyperakusis). München 2008

Scherer, Dr. Marc: *Physiologisches Rauschen – Tinnitus & Hyperakusis.* Trainings-CD. Tübingen 2007

Schrott, Dr. Ernst: *Ayurveda für jeden Tag. Das aktuelle Praxisbuch.* München 2002

Schüßler, Dr. Wilhelm Heinrich: *Eine Abgekürzte Therapie.* Leipzig 1920

Seefelder, Frank: *Leitfaden Chinesische Eigentherapie. Band 1: Tinnitus, Hörsturz, Schwerhörigkeit und andere Hörstörungen.* Darmstadt 2008

Steinriede, Dr. Rüdiger: *Medizinische Hypnose bei Tinnitus und Hörsturz.* Heidelberg 2002

Zeitschrift für Klinische Psychologie und Psychotherapie: »Aufmerksamkeitslenkung bei Tinnitus: Eine experimentelle psychophysiologische Untersuchung«. Heft 33, Nr. 3. Göttingen 2004

Von Bingen, Hildegard: *Ernährungslehre.* Hamburg 2008

Weber, Andreas: *Alles fühlt. Mensch, Natur und die Revolution der Lebenswissenschaften.* Berlin 2008

Zimmer, Dr. Michael: *Tinnitus – Leiden als Chance.* Göttingen 2007

Weil, Thomas: *Endlich frei von Stress. Innere Blockaden lösen mit ROMPC®.* Kassel 2010

Alle im Weiteren aufgeführten Produkte und Bezugsquellen stellen eine Auswahl dar und erheben keinen Anspruch auf Vollständigkeit. Einige Produkte erhalten Sie nur unter der angegebenen Adresse.

CDc und DVDc

Brandt, Henrik; Grose, Steffen: *Weniger Stress durch Progressive Muskelentspannung.* (CD Neuausgabe mit Begleitheft) Eine leicht zu erlernende Entspannungstechnik mit Entspannungsmusik zur Stressbewältigung (Audiobook). Lübeck 2011

Buble, Michael; Sting: *Das musikalische Gehirn – Wie Musik in unserem Kopf entsteht* (DVD). 2011

Dahlke, Dr. Ruediger: *Tinnitus und Gehörschaden.* Selbsthilfeprogramm. München 2003

Frucht, Stephan: *Progressive Muskelrelaxation nach Jacobson.* Gesprochene Anleitung mit Musik. Pullach im Isartal 2004

Gallo, Dr. Fred: *Energiepsychologie.* 5 DVDs. Müllheim

Hainbuch, Friedrich: *Progressive Muskelentspannung* (mit Audio-CD). München 2010

Hölker, Ralf Maria: *Wege in die Entspannung + Gesunder Schlaf. Atementspannung, Muskelentspannung, Visualisierung.* Audiobook, Köln 2007. Hörproben im Internet unter: www.stressverminderung.de/aktive_Entspannung/aktive_entspannung.html

Hüther Gerald: *Die Macht der inneren Bilder.* DVD. Müllheim

Karstädt, Uwe: *Die einzigartige Hör-Therapie bei Tinnitus.*

Seebeck Andreas, Stuhlmacher, Joachim: *Tinnitus lindern mit Qi Gong.* Ladbergen 2004

Thích Nhất Hạnh, Anh-Huong Nguyen: *Geh-Meditation.* München 2008

Thích Nhất Hạnh: *Der Geruch von frisch geschnittenem Gras.* Anleitung zur Gehmeditation. Freiburg 2007

Ursinus, Lothar: *Die Organuhr – leicht erklärt: Grundzüge und Möglichkeiten.* Darmstadt 2009

Vlcel, Radim; Straßner, Anja Corinna: *Geschenkt! EFT zum Zurücklehnen,* 9-DVD-Set

Adressen im Internet

Acht-Brokate-Qigong: www.innere-kraft-64.de/acht_brokate.htm

Clear Products Inc.™: www.clearproductsinc.com/

Curetinnitus: www.curetinnitis.org

Deutsche Tinnitus-Liga e.V.: www.tinnitus-liga.de/

Deutsches Zentrum für Musiktherapieforschung, (Viktor-Dulger-Institut) DZM e.V.: www.dzm-heidelberg.de

Earthing-Institute: www.earthing.com/

Forschungszentrum Jülich (Prof. Dr. Peter Tass, Neurostimulation): www.fz-juelich.de/

Gurdjieff Movements: www.gurdjieff-movements.net/ (in englischer Sprache)

Institut für Biomagnetismus & Biosignalanalyse (IBB), Christo Pantev, Musiktherapie: www.campus.uni-muenster.de/ibbtinnitus-studie.html

Kölner Institut für Stressverminderung: www.stressverminderung.de/

Ohrkerzenbehandlung: Nicole Kubillus, Berlin: www.heilpraxis-kubillus.de/ohrkerzen_heilpraktiker_tinnitus.html

Ohrkerzen kaufen: Firma BIOSUN, www.biosun.com/

Padma-Produkte: www.padma.ch

Private Akademie für Psychopädie, Dr. Derbolowsky: www.derbolowsky.de (Tropho-Training)

Promedicum (TinnMusic®): www.promedicum.de

Spannendes zu den fünf Sinnen: www.orange-sinne.de

Sprechen Sie limbisch? Die ROMPC®-Methode: www.rompc.de/ und www.rompc.de/ftl/

Tinnitus-Atemtherapie (TAT), Maria Holl: www.maria-holl.de

Tinnitus-Hilfe e.V., Forschungs- und Therapiezentrum: www.tinnitus-hilfe.org/

Tinnitus-Sprechstunde an der HNO-Klinik Münster (Musiktraining nach Christo Pantev): www.campus.uni-muenster.de/3229.html

Tinnitus-zentrierte Musiktherapie, Dr. Annette Cramer: www.musiktherapeutikum.de

Tomatis®-Methode: www.tomatis.de/

Tropho-Training: www.trophotraining.de

Bezugsquellen

ClearTinnitus®: www.clearproductsinc.com/

Cochlea-Implantate: (bisher nur für Taube im Handel, noch nicht für Tinnitus): www.neurelec.com/

Erdungsprodukte: *Earthing-Institute,* www.earthing.com/

FREE THE LIMBIC by ROMPC®-Produkte: www.rompc.de/ftl/BOOKS.html

Gurdjieff Movements und Shop: www.gurdjieff-movements.net/ (in englischer Sprache); den Shop für CDs, CD-ROMs, Videos, Bücher und Noten können Sie direkt aufrufen unter: www.gurdjieff-movements.net/shop/shop_cd_de.htm

Individuelle Tinnitus-Musik auf CD: DisMark GmbH, Rellikonstrasse 7, CG-8124 Maur, www.tinnitus-hilfe.ch (Beratung und Bestellung)

Klangkissen: Riedel GmbH, Carl-Zeiss-Str. 35, D-72770 Reutlingen, www.der-riedel.de

Kiefernrindenextrakt (Pycnogenol®): BIOS Naturprodukte,

Musik auf CD, CD-ROM und Videos zu den Gurdjieff Movements (Bewegungsübungen): www.gurdjieff-movements.net/shop/shop_cd.htm

TinnMusic®: Fa. *Promedicum,* Lessingstr. 24, 66121 Saarbrücken. Tel. 0681-688 65 03, Fax: 0681-687 49 83. Email: info@promedicum.de

Haftungsausschluss

Dieses Buch kann eine ärztliche Untersuchung und Behandlung oder eine Therapie durch einen Arzt oder Heilpraktiker nicht ersetzen. Es soll Ihnen helfen, die Vorgänge in Ihren Ohren und in Ihrem Körper besser zu verstehen, und will einen Überblick über Behandlungsmethoden geben.

Alle Angaben in diesem Buch wurden von der Autorin nach bestem Wissen zusammengestellt und sorgfältig geprüft. Fehler sind trotzdem nicht ausgeschlossen. Inhaltliche Fehler geben keine Möglichkeit zu einem Haftungsanspruch gegen die Autorin oder den Verlag. Beide übernehmen keine Garantie.

Jede Leserin und jeder Leser ist aufgefordert, eventuelle Risiken einer Methode selbst zu prüfen oder einen Arzt dazu zu konsultieren.

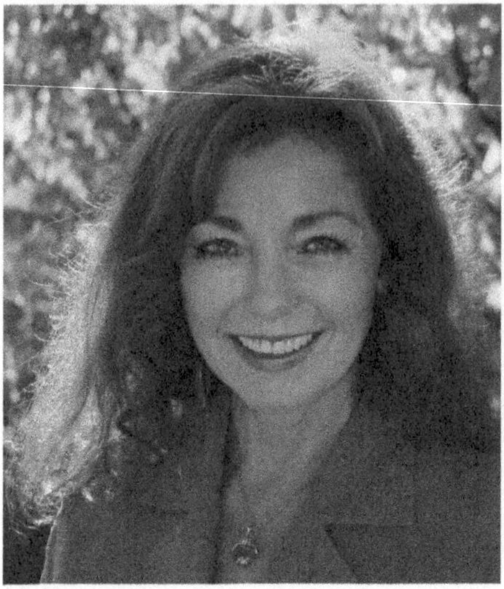

Brigitte Hamann befasst sich seit ihrer Jugend mit körperlicher und seelischer Gesundheit. Seit 1987 arbeitet sie als Lebensberaterin. Im Mittelpunkt ihrer Tätigkeit steht die Frage, was Menschen wirklich motiviert und wie sie bekommen können, was sie sich ersehnen. Sie ist Autorin zahlreicher Bücher, unter anderem von *Haarausfall natürlich heilen. Das Geheimnis schöner und gesunder Haare.* Symptome und Erkrankungen betrachtet sie als Wegweiser zur inneren Heilung und zu einem gesunden und erfüllten Leben. Aus dieser Sicht ist Tinnitus ein wichtiger Hinweis, sich selbst auf neue Weise zuzuwenden – auch dann, wenn eine »rein körperliche« Ursache für die Ohrgeräusche gefunden wurde. Mehr über Brigitte Hamann erfahren Sie unter *www.brigitte-hamann.de.*